핑크 리본의 희망, 현실이 된 유방암 첨단 치료

처음부터 끝까지, 치유와 사랑을 전하는 의료진과 함께

핑크 리본의 희망, 현실이 된 유방암 첨단 치료

처음부터 끝까지, 치유와 사랑을 전하는 의료진과 함께

2023년 10월 19일 초판 1쇄

지은이 박세호 외
편낸곳 연세대학교 출판문화원

주소 서울특별시 서대문구 연세로 50
등록 1955년 10월 13일(제9-60호)
전화 02) 2123-3378~82
팩스 02) 2123-8673
전자우편 ysup@yonsei.ac.kr
홈페이지 http://press.yonsei.ac.kr

기획 황세희
편집 구상나무
북디자인 이순민
삽화 jebi. J, 강우권, 하람

ISBN 978-89-6850-762-5 (04510)
978-89-6850-761-8 (세트)

값 17,000원

연세암병원
YONSEI CANCER CENTER

✚ 연세암병원기획총서 04

처음부터 끝까지, 치유와 사랑을 전하는 의료진과 함께

핑크 리본의 희망, 현실이 된 유방암 첨단 치료

김건민
김민환
김지예
박세호
박영진
박지수
송승용
안지현
임상희
장지석
조윤수

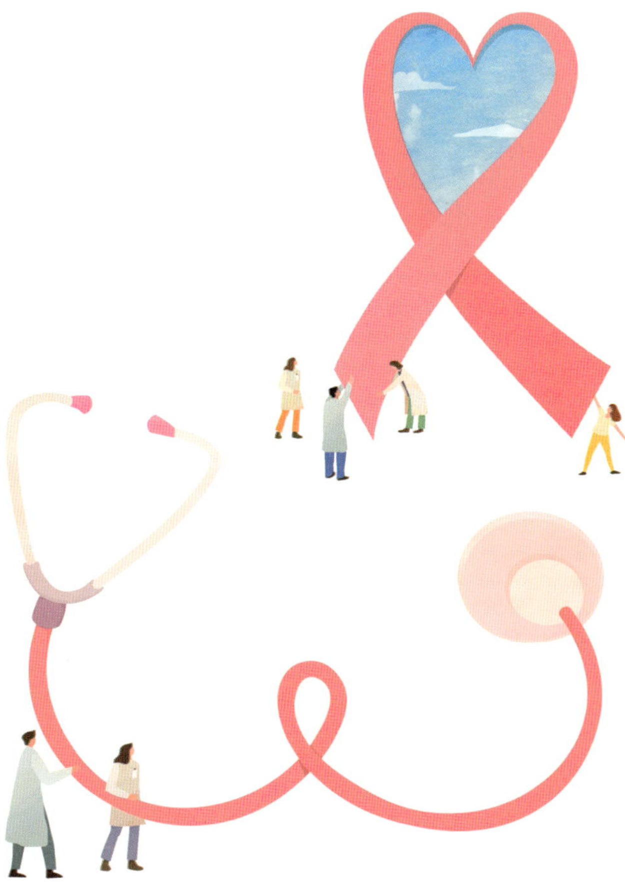

연세대학교 출판문화원

서문

연세암병원 최고의 의료진이 핑크 리본의 희망과 함께하겠습니다

10월 19일은 '세계 유방암의 날'입니다. 이날을 맞아 세계 각지에서 다양한 행사를 통해 유방암에 대한 인식을 높이고 유방암 발생을 예방하고자 합니다. 또 '핑크 리본 캠페인'을 통해 유방암과 싸우는 환자를 응원합니다. 핑크 리본 캠페인의 시작은 1991년, 미국 뉴욕에서 유방암 치료를 받고 생존한 분들을 위한 달리기 대회를 개최하면서 참가자들에게 핑크 리본을 나눠 주면서 시작됐습니다.

국내에서는 2005년부터 핑크 리본 캠페인을 통해 유방암에 대한 역학조사, 임상 데이터 발표, 일반인을 대상으로 한 설문조사, 가두 캠페인, 사랑의 마라톤 등 유방암에 대한 정보를 널리 공유하고 정기 검진과 예방의 중요성을 강조하는 행사를 합니다.

연세암병원은 2023년 '세계 유방암의 날'을 맞아 유방암 정복의 꿈을 실현할 수 있는 내용을 담은 책을 출간했습니다.

국가암등록통계 자료에 따르면 유방암 환자는 2020년 2만 4,923명으로 전체 암의 10.1%, 여성 암 중에서는 21.1%로 1위를 차지합니다. 여성 인구 10만 명당 48.5명이 매년 유방암 진단을 받습니다. 지난 20년간 약 4배 정도 증가한 셈인데 전 세계적으로도 유례를 찾아볼 수 없을 정도로 빠른 속도입니다. 참고로 남성 유방암 환자도 있지만 극소수며, 2020년 여성 환자 2만 4,806명, 남성 환자 117명으로 0.47%에 불과합니다.

국내 유방암 환자 발생이 과거보다 월등히 많아진 원인은 고열량·고지방의 서구식 식단 확산, 비만 인구 증가, 이른 초경·늦은 폐경·저출산 등으로 여성 호르몬인 에스트로겐에 노출되는 기간 증가 등 다양합니다.

다행히 유방암은 진단 기술과 치료법이 개발돼 완치 가능성이 높습니다. 보건복지부가 2022년 12월 발표한 2016년부터 2020년까지 유방암 환자의 5년 상대생존율은 93.8%입니다. 하지만 유방암도 늦게 발견돼 다른 장기에 전이된 이후에 치료하면 생존율이 급속히 감소합니다. 암세포가 에스트로겐 수용체(ER), 프로게스테론 수용체(PR)와 사람 상피세포 성장인자 수용체 유형-2(HER2) 등 3종류에 모두 음성인 삼중 음성 유방암(TNBC)의 경우에는 정밀 치료를 제대로 받는지 여부에 따라 생존율이 크게 차이 납니다.

유방암도 진단 초기부터 첨단 의과학의 힘을 빌려 세분화된 진단을 받고 그에 맞는 맞춤형 정밀 치료를 제대로 받는 게 매우 중요한 이유입니다.

게다가 유방암은 여성성의 상징인 부위에 생긴 암이라 수술 후 상실감을 크게 느끼는 환자도 적지 않습니다. 암 진단 후 수술·항암 치료·방사선 치료 등 완치를 위한 치료 과정이 우선이기는 하지만 연이어 삶의 질을 향상시키기 위한 유방재건술과 재활치료, 재발을 막는 식단과 운동 등 지속적이고 종합적인 치료와 관리가 필요한 병입니다.

연세암병원은 유방암 다학제 진료를 통해 유방암 치료 전 과정에 걸쳐 효과적이고 체계적인 치료 계획을 세웁니다. 여러 분야 전문가들이 한자리에 모여 환자/보호자와 함께 치료 방향을 논의하다 보니 환자는 암 극복 과정에 대한 전반적인 이해의

폭을 넓히게 됩니다. 동시에 최고의 의료팀으로부터 최선의 최첨단 맞춤형 치료를 제공받는 매 순간 무한 신뢰를 가지게 됩니다.

이번에 출간하는 책은 유방암 다학제 치료를 이끄는 각 분야 명의들이 직접 집필을 통해 환자 맞춤형 치료의 모든 것을 설명할 목적으로 제작되었습니다.

그동안 유방암 환자를 현장에서 진료하는 바쁜 일정을 쪼개서 노하우를 듬뿍 담은 옥고를 써 주신 모든 집필진에게 존경과 감사를 드립니다. 또 환자 친화적인 책, 일반인 누구나 읽기 쉬운 책이 세상에 나오기까지 출간을 위해 애써 주신 모든 분께도 감사의 말씀을 올립니다.

2023년 10월

연세암병원장

최진섭

차 례

서문

연세암병원 최고의 의료진이 핑크 리본의 희망과 함께하겠습니다 / 4

최진섭 연세암병원장

01 유방암 바로 알기 / 11

안지현 연세암병원 유방암센터 교수(유방외과)

02 유방암의 검진과 진단 / 33

박영진 연세암병원 유방암센터 교수(영상의학과)

03 유방암의 정밀의료와 유전체 분석 / 49

박세호 연세암병원 유방암센터 교수(유방외과)

04 유방암 환자를 위한 맞춤형 수술법 / 63

김지예 연세암병원 유방암센터 교수(유방외과)

05 유방절제술 후 시행되는 유방재건술 / 75

송승용 연세암병원 유방암센터 교수(성형외과)

06 방사선 치료가 필요한 유방암의 치료 과정 / 93

장지석 연세암병원 유방암센터 교수(방사선종양학과)

07 유방암의 다양한 항암 치료와 표적 치료 / 119

김민환 연세암병원 유방암센터 교수(종양내과)

08 유방암의 재발과 치료 원칙 / 157

김건민 연세암병원 유방암센터 교수(종양내과)

09 유방암 환자의 삶의 질을 높이는 재활치료 / 181

임상희 세브란스병원 재활의학과 교수

10 유방암 추적관찰과 건강한 생활습관 / 197

박지수 연세암병원 암예방센터 교수(종양내과)

11 제대로 알고 먹는 유방암의 식생활 가이드 / 213

조윤수 세브란스병원 영양팀 영양사

01

유방암 바로 알기

안지현 연세암병원 유방암센터 교수(유방외과)

유방암은 여성에게 가장 흔하게 발생하는 암이지만 다른 암들과 비교했을 때 조기 발견율이 높아서 예후가 비교적 좋은 암이다. 또한 우리나라 유방암 의료진의 치료 성적은 서구 국가와 비교했을 때 우수한 편이므로 치료 과정을 잘 마치면 발병 이전과 거의 비슷한 수준의 삶을 영위할 수 있다.

유방암에 대해 전반적으로 알아보기 전에 먼저 유방의 구조를 살펴보자.

유방의 구조

정상 유방 조직은 유선과 유선 조직을 지지하는 지방, 결체 조직, 림프관으로 이루어진다. 유방은 나무와 같이 유두를 줄기로 시작하여 가슴을 향해 가지를 치면서 자라는 형태의 해부학적 구조로 되어 있다.

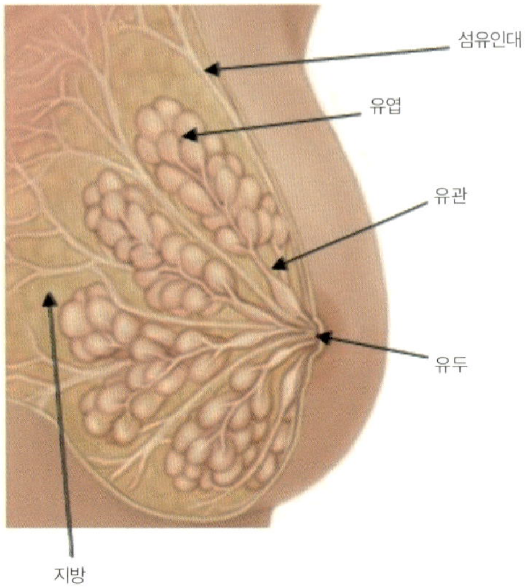

[그림 1-1] 유방의 구조

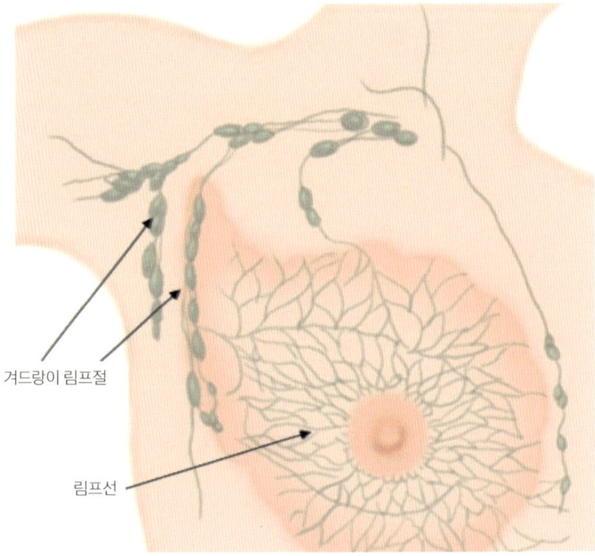

[그림 1-2] 유방 림프절의 구조

겉으로는 유두와 유륜이 있으며, 안으로는 15~25개 정도의 유관과 유엽이 유두를 중심으로 연결되어 있다.

유관은 생성된 모유를 운반하는 역할을 한다. 유선 조직은 유즙을 생성하는 유엽, 유엽과 유두를 연결하는 유관으로 구성된다.

유엽 내의 구조는 마치 포도송이와 같아서 포도알 같은 소엽이 여러 개 있고, 소엽의 단면을 보면 모유를 만드는 한 층의 소엽상피세포와 그를 둘러싼 보조세포가 있고 그 주위를 기저막이라는 보호막으로 감싸고 있다. 그 주위를 지방과 섬유인대, 혈관 및 림프선이 감싸고 있다.

유방에는 많은 림프선들이 있으며 그 안에는 림프액이 순환하고 있다. 유방의 림프선들은 겨드랑이를 비롯한 몸 안 여러 군데에서 림프절이라는 조직과 연결이 되어 있고, 이들은 몸 안의 노폐물, 세균 등을 제거하는 기능과 영양소와 면역항체를 운반하는 역할을 하고 있다.

소엽상피세포와 에스트로겐 수용체

소엽 내 모유를 만드는 소엽상피세포는 자체 생존 능력이 없고 난소에서 만들어지는 여성 호르몬인 에스트로겐의 명령을 받아야만 생존이 가능하다는 특징이 있다. 소엽상피세포가 에스트로겐 호르몬의 명령을 받을 수 있는 이유는 세포핵 내에 에스트로겐 수용체라는 단백질을 발현하여 에스트로겐에 반응하기 때문이다. 에스트로겐이 수용체에 붙게 되면 수많은 생화학적인 반응을 통해 소엽상피세포가 활동하도록 명령을 내리게 된다.

폐경기에 접어들면서, 난소 기능 감소에 따른 에스트로겐 호르몬의 감소는 유방 내 모유를 만드는 소엽상피세포의 70% 정도를 사멸하게 한다. 나머지 30%는 주위의 지방세포에서 만들어지는 에스트로겐에 의해 생존해 있다. 지방세포에는 다른 호르몬을 에스트로겐으로 변화시키는 아로마타아제라는 효소가 존재한다.

유방암의 발생

유방암은 유방에 발생한 암세포로 이루어진 종괴를 의미하며, 일반적으로 유방의 유관과 유엽에서 발생하는 암을 일컫는다. 유방암의 대부분은 유관과 유엽에 있는 세포, 그중에서도 유관의 상피세포에서 기원한다. 정상 상태에서 소엽상피세포는 한 층 이상은 자라지 못하게끔 프로그램이 되어 있다. 유방암은 주로 소엽상피세포에 발생한 유전체 돌연변이에 의해 정상 체내 프로그램의 조절에서 벗어나서 한 층 이상 마음대로 겹쳐서 자라면서 시작된다.

유전체 돌연변이는 세포분열 시 유전체 복제 과정의 무작위한 실수로 인해 항시 우리 몸에 생기는 자연스러운 현상이다. 물론 이를 고쳐 주는 방어 작용 역시 체내에 존재하여 암세포로 변하는 것을 방지하지만, 이런 방어기전이 유전체 돌연변이에 의해 망가지면 암세포가 된다.

안젤리나 졸리 때문에 유명해진 BRCA 변이 유전성 유방암은 유전체를 수리하는 역할을 하는 BRCA 유전자 자체에 선천적인 결함을 가지고 있다. 이로 인해 유전체에 생기는 돌연변이를 고쳐 주지 못하고 변이가 누적되어 암이 발생하며, 전체 유방암의 5~10% 정도를 차지한다.

나머지 90%는 특정 유전자로 인한 암은 아니며, 인체의 약 2만 5,000개의 유전자 중 세포 생존에 중요한 유전자에 우연히 자연 돌연변이가 발생하여 암이 발생한다. 암이 생긴 이후에는 자라서 임상적으로 증세가 나타나거나 전이가 되기까지는 체내의 항암 면역기능 등 여러 방해 요소가 존재하므로, 환경적인 요인 또한 암의 발생 및 진행에 영향을 줄 수 있다.

유방암의 증상

유방암은 건강검진을 받는 중에 발견되거나 멍울이 만져져 병원을 찾게 되면서 진단을 받게 된다. 유방암은 초기에는 아무런 증상이 없는 경우가 대부분이다. 만약 암이 의심될 만한 증상이 나타났다면 병기가 3기 중반보다 높은 경우다.

여성들은 대부분 유방에 단단한 멍울이 만져지면 유방암이 아닐

까 걱정을 한다. 유방의 멍울이나 혹은 유방암의 가장 흔한 증상이지만 크고 작은 멍울은 20~30대 여성에게서 흔하게 나타난다. 그러나 전에 없던 단단한 멍울이 새롭게 만져진다면 유방암일 가능성이 있으므로 병원을 방문해 검사를 받는 것이 좋다.

만져지는 멍울 이외에 유두에서 피가 섞인 분비물이 나온다거나 유방의 피부나 유두가 유방 속으로 끌려 들어가 움푹 팬 경우, 유두 피부가 습진처럼 헐거나 진물이 나는 경우, 유방의 멍울은 잘 만져지지 않지만 피부가 붉게 염증이 생긴 것처럼 보이는 경우, 겨드랑이 임파선이 만져지는 경우, 남성이라면 유두 밑에 딱딱한 덩어리가 만져지는 경우 모두 유방암을 의심할 수 있다.

유방 통증은 유방 클리닉을 방문하는 환자의 약 50~70%가 호소할 정도로 매우 흔한 증상이다. 유방 통증이 있는 경우, 유방암이 아닐까 걱정을 많이 하지만 대부분의 유방 통증은 유방암과 뚜렷한 관련이 없다. 통증이 유방암 때문이라면 이미 암 덩어리가 신경을 침범했거나 근육이나 피부를 누를 정도로 커진 경우다. 즉, 유방암의 초기 증상으로 통증이 나타나는 경우는 없다는 뜻이다.

주기적인 유방 통증은 대체로 신경성, 카페인 과다 섭취, 여성 호르몬 불균형이 원인이며 비주기적인 유방 통증은 유방염이나 유관확장증 등으로 나타난다. 하지만 통증이 한쪽 유방에 국한되고, 지속적이며 점점 심해진다면 유방암과 관련된 가능성이 있으므로 전문의의 진찰을 받는 것이 좋다.

유방암의 종류

유방암은 소엽에서 생기는 소엽암과 유관에서 생기는 유관암으로 나뉜다. 유관암이 유방암의 약 80% 정도를 차지하며, 소엽암이 약 10% 정도를 차지한다. 유관암과 소엽암 모두 암세포가 관내, 소엽 내에만 있을 경우에 상피내암이라고 하고 관 밖으로 또는 소엽 밖으로 뚫고 나온 경우 침윤성 유방암이라고 한다.

0기 암(제자리 암) vs. 1/2/3기 암(침윤성 암)

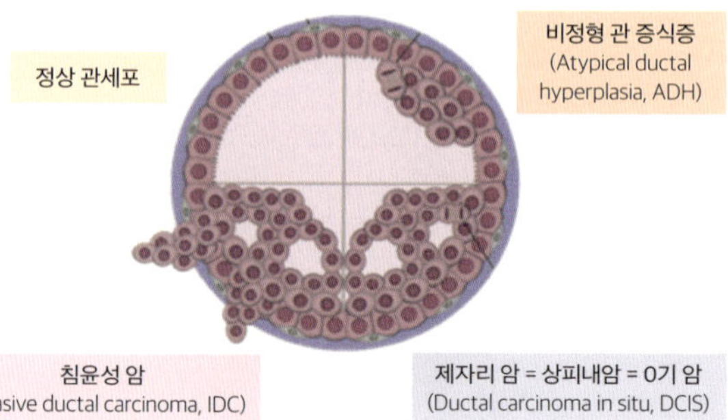

[그림 1-3] 유관 단면 그림

상피내암

관상피세포 혹은 소엽상피세포가 암세포로 변한 후 아직 기저막을 뚫지 못하여 혹은 소엽 내에서만 분열한 단계이다. 유관상피내암 또는 소엽상피내암이라고 명명하며, 병기는 0기 유방암이다. 특별한 증상이 없는 편으로, 정기 검진에서 주로 발견된다. 수술을 받은 상피내암 환자의 5년 생존율은 98.3%로 매우 높은 치료 성적을 보인다.

침윤성 유방암

상피세포 내에만 있던 암세포가 기저막을 뚫고 나와 주위 조직으로 퍼지기 시작한 단계다. 일단 침윤성 유방암으로 진단되면 치료 후에 다시 재발할 수 있다. 영상 검사들에서는 다른 부위에 전이된 암이 보이지 않아도 미세 암세포가 전신에 퍼져 있을 가능성이 크기 때문이다. 대부분의 미세 암세포들은 휴면 상태라서 암세포들이 퍼져 있다고 모두 재발하는 것은 아니지만, 이 중 일부가 유방암 치료 후 수년이 지나서 다시 증식하게 되면 재발할 수 있다.

현대 의학으로는 휴면 상태에 있는 암세포를 찾아낼 방법은 아직 없다. 수술 및 다양한 전신 보조 치료들을 시행해서 재발 가능성을 낮추고 있다.

유방암의 예후

유방암은 최근 우리나라 여성 암 발생률 1위를 차지할 정도로 많은 여성에게 위협이 되고 있지만, 다행스러운 점은 다른 암들과 비교했을 때 조기 발견율이 높고, 치료 성적이 좋다는 것이다.

한국유방암학회 보고서에 따르면 유방암 환자의 수술 후 5년 전체생존율은 91.2%에 이른다. 다수의 환자가 분포하는 조기 유방암인

유방암 병기별 5년, 10년 전체생존율(2001~2012 수술 환자 대상)

병기	환자 수(명)	사망 수(명)	5년 전체생존율(%)	10년 전체생존율(%)
0	12,285	266	98.3	95.4
1	39,284	1,557	96.6	92.7
2	40,024	3,951	91.8	84.8
3	13,774	3,544	75.8	63.4
4	1,619	1,029	34.0	22.2
unknown	2,998	343		
전체	**109,988**	**10,690**	**91.2**	**84.8**

한국유방암학회

0, 1, 2기 환자는 90% 이상의 높은 생존율을 보인다. 최근 우리나라의 유방암 5년 생존율은 미국, 일본 등보다 앞선 91.3%로 치료 성적 면에서도 세계 어느 나라와 견주어 봐도 우수하다.

유방암은 적절한 치료가 이루어지지 않으면 혈류와 림프관을 따라 전신으로 전이하여 심각한 결과를 초래한다. 그러니 완치될 수 있다는 마음가짐으로 치료에 전념한다면 충분히 좋은 결과를 얻을 수 있다.

유방암 관련 통계 지표

유방암은 우리나라에서 여성에게 발생하는 암 중 가장 흔한 암이다.

2019년 발표된 보건복지부의 국가암등록사업 보고에 따르면 전체 여성 암에서 20.6%를 차지한다. 유방암의 발생 빈도는 국가암등록사

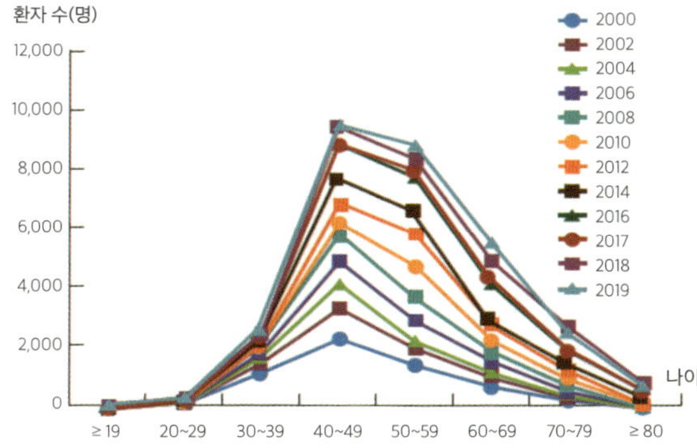

중앙암등록본부 2021

[그림 1-4] 연도별 연령별 유방암 환자 수

업이 시작된 2000년부터 보았을 때, 지속적으로 증가하는 추세이다.

유방암의 발생 증가 원인을 확실히 규명하기는 어렵지만, 사회의 변화에 영향을 받는 요인이 있다. 그것은 고지방/고칼로리로 대변되는 서구화된 식생활과 그로 인한 비만, 늦은 결혼 연령과 출산율 저하, 출산 이후 수유의 감소, 이른 초경, 낮은 출산율 및 늦은 폐경 등으로 에스트로겐에 노출되는 총 기간이 증가한 점 등이다. 또한 일반 국민의 건강에 관한 관심 증가와 더불어 정부 주관 암검진사업의 일환으로 활성화된 유방 검진, 그로 인한 유방암의 발견 빈도의 상승 등도 관련이 있다.

한국형 유방암은 젊은 여성에게 높은 빈도를 보이는 것이 특징이다. 서구에서는 나이가 많아질수록 유방암 발생 빈도가 증가하지만, 한국에서는 50대 초반까지 증가하다가 이후로는 점차 감소하는 양상을 보인다. 또한 폐경 전 유방암의 비율만을 비교할 때는 서구에 비해 월등히 높은 발생률을 보인다.

한국에서는 40대 이하 젊은 환자의 발생률이 높아 10.5% 정도를 차지하는데, 이는 서구의 같은 나이대 여성 유방암 환자의 비율에 비해 약 2배 이상 높은 수치이다.

한국 여성에게 맞는 유방암 검진 방법, 치료 및 치료 후 관리의 필요성이 높아지고 있다.

유방암의 위험인자

현재까지 유방암이 어떻게 생기는지 명확하게 밝혀지지는 않았지만, 유방암의 발생 위험도를 증가시킨다고 알려진 몇 가지 위험인자는 있다. 우리나라 여성의 유방암을 대상으로 한 연구를 통해 입증된 위험인자는 다음과 같다.

유방암의 생활 속 위험인자

● 여성 호르몬

가장 큰 원인은 여성이기 때문이다. 남성은 여성에 비해 유방암이 걸릴 가능성이 100배 정도 낮다.

• 여성 호르몬 노출 기간

에스트로겐에 노출되는 기간이 늘어날수록 유방암이 발생할 가능성이 높아진다고 알려져 있다. 즉, 초경을 12세 이전에 시작하거나 완경(폐경)이 55세 이후인 경우, 출산을 하지 않았거나 30세 이후 고령에 출산을 한 경우, 모유 수유를 하지 않은 경우 등에서 유방암 발병률이 약간 올라간다. 반대로 늦은 초경과 이른 폐경, 젊은 나이의 임신, 임신과 1~2년의 수유를 지속하여 월경 횟수가 줄어든 경우에서는 유방암 발병률이 낮아진다.

• 여성 호르몬 치료

과거 많은 연구에서 여성 호르몬 대체요법이 유방암의 발생 위험도를 높인다고 보고했다. 그러나 최근의 연구에서는 여성 호르몬 대체요법의 종류, 대체요법을 받는 기간, 대체요법 중단 후 시기 등에 따라 유방암의 발생 위험도가 달라진다고 본다. 즉, 복용 중단 후 수년이 지나면 유방암의 위험도는 사라지고, 에스트로겐 단독 요법은 유방암 발생률을 증가시키지는 않는다. 여성 호르몬 대체요법을 받는 것을 고려한다면 전문의와 충분히 상의하고 유방암 검진을 자주 실시해야 한다. 경구 피임약은 잘 알려진 유방암의 위험인자다. 경구 피임약은 여성 호르몬인 프로게스테론-에스트로겐 복합 성분으로 이루어져 있어서 장기적으로 피임약을 복용하면 유방암의 위험도를 높일 수 있다. 그동안의 연구에 의하면 1.1~1.2배 정도의 발생 위험도가 있는 것으로 보고되었다.

• 나이

두 번째로 중요한 원인은 나이다. 20대 여성보다 40대 여성에게 유방암이 발병할 가능성이 400배 정도 높다.

• 비만

과체중 및 체지방률 증가, 불필요한 지방은 유방암의 위험도와 관련이 있다는 보고가 있다. 특히 폐경 후 여성은 비만 관리에 신경 써야 한다. 폐경 여성의 경우 에스트로겐의 주된 공급원이 지방 조직이므로, 비만하면 에스트로겐 수치가 높아져 유방암 위험성이 높아질 수 있다. 지방이 많은 식사나 칼로리가 과다한 식사를 피하고 적절한 체중을 관리하기 위해 규칙적인 운동을 해야 한다.

• 운동

운동과 같은 신체적 활동이 유방암, 특히 폐경 후 유방암 발생을 억제한다는 보고들이 많다. 개인적인 차이가 있지만 일반적으로 하루에 20~30분 이상, 1주일에 총 3~4시간 정도 운동을 하는 것이 바람직하다. 한 연구에 의하면 1주일에 1~2시간 30분 정도 운동을 하는 경우 유방암 발병이 18% 정도 낮아졌다.

● 음주

주종에 상관없이 하루 알코올 10g(주종별 표준 잔으로 1잔)을 섭취하면 폐경 여부와 관계없이 7~10% 정도 유방암 발생을 증가시킬 수 있다. 매일 2~5잔의 술을 마시는 여성은 술을 마시지 않는 여성보다 유방암 발병 가능성이 10배 정도 높다는 보고가 있다. 일반적으로 1주일에 2잔 이상 음주하지 않도록 한다.

● 과거 병력

과거 유방 양성 질환의 병력이 있는 여성과 한번 유방암으로 치료받은 적이 있는 여성은 그렇지 않은 여성보다 유방암 발병 위험이 높다. 이런 경우에 해당한다면 6개월~1년마다 정기적인 유방 검사를 받아야 한다.

● 기타

환경 공해나 오염, 과다한 방사선 노출, 흡연 등이 유방암과 다소 관련이 있다는 연구들이 있지만 아직 명확한 근거는 없다.

생활 속에서 이와 같은 위험인자들을 잘 관리한다면 어느 정도 발병을 예방하는 효과가 있으며, 유방암의 재발을 막는 데도 도움이 될 것으로 예측된다.

유방암의 유전성 위험인자

● 가족력

역학 연구에 따르면, 어머니나 자매 중 1명이 유방암에 걸리면 본인이 유방암에 걸릴 확률이 1.8배, 2명 이상이면 2.9배 이상으로 나타난다. 유방암 진단을 받은 가족이 30세 이전에 진단을 받았다면 다른 가족의 유방암 발생 위험도 높지만, 60세 이후에 진단을 받았다면 다른 가족의 유방암 발생 위험은 비교적 높지 않다.

그러나 가족력이 있다고 해서 무조건 유전적인 요인이 크다고 할 수는 없다. 유전성 유방암의 경우는 가족력만으로 위험도를 평가할 수 없다. 가계도 외에 다양한 적극적인 검사와 치료가 필요하다. 특히 어머니, 딸, 자매처럼 가까운 가족에게 유방암이 발생했다면 유전성 유방암은 아닌지, 검사를 통해 확인하는 것이 좋다.

유전성 유방암이 아니더라도 가족력이 있다면 유방암에 대한 일반 검진을 꾸준히 받는 것을 권장한다. 정밀 검사가 필요한지는 의사와 상담 후 결정한다.

● BRCA 유전자 돌연변이

전체 유방암의 5~10% 정도를 차지하는 유전성 유방암은 특정한 생식세포 유전자 돌연변이에 의해 발생한다. BRCA1, BRCA2, TP53, PTEN, STK11, CDH1, PALB2 등의 유전자에 생식세포 유전자 돌연변이가 발생할 경우 유방암 발생 위험도가 5배 이상 높아진다.

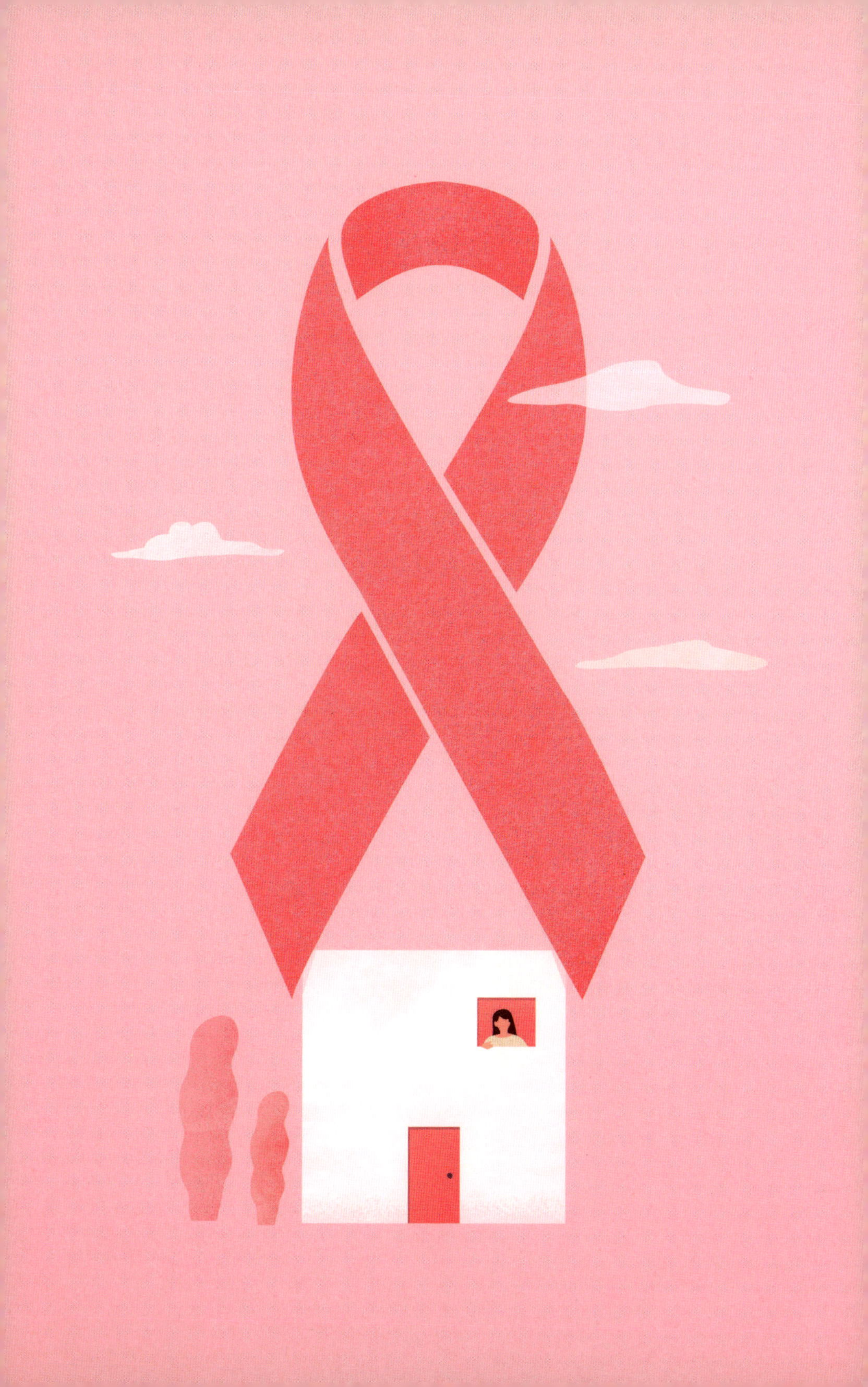

유방암과 구분되는 유방의 양성 질환 알기

유방에서는 다양한 종류의 양성 질환이 발생한다. 유방의 양성 질환에서도 만져지는 혹, 비혈성의 유두 분비물 등의 증상을 동반할 수 있다. 유방암과 감별하게 되며, 대표적인 양성 질환에 대해서 알아보기로 한다.

● 섬유선종

30세 이하의 젊은 여성에서 많이 발생한다. 양쪽 유방 모두에서 멍울이 만져질 수 있고 한쪽 유방에서 여러 개의 멍울이 나타날 수 있다. 멍울이 둥글고 매끈해서 손으로 잘 만져진다. 암이 될 가능성은 거의 없지만 멍울이 계속 커지거나 크기가 너무 큰 경우, 혹은 정기 검진에서 악성을 의심할 만한 변화가 관찰되는 경우 수술로 제거한다.

● 엽상종

유방에서 드물게 발생하는 종양으로, 절제 단면을 현미경으로 관찰했을 때 나뭇잎 모양으로 보인다고 해서 붙여진 이름이다. 유방에 갑자기 큰 혹이 발견되거나 매우 빠르게 자라는 멍울이 있다면 엽상종을 의심해 볼 수 있다. 수술로 종양을 완전히 제거해야 한다.

• 섬유낭종성 질환

30~40대 여성에게 자주 발생하며 유방에서 가장 흔하게 나타나는 퇴행성 변화다. 종종 통증이 동반되며 다양한 크기의 멍울이 만져진다. 특별한 치료가 필요하지는 않지만 정기적인 추적관찰이 필요하다. 유방암과 감별이 어려운 경우 조직 검사를 통해 확진한다.

• 경화선증

가장 흔한 유형의 선증으로, 대부분 임상적으로 특이한 소견은 없다. 유방암과 감별이 필요한 경우 조직 검사를 통해 확진한다. 침생검에서 진단된 경화선증은 외과적 수술을 필요로 하지는 않는다.

• 관내 유두종

유두종은 대개 1cm 이하의 작은 크기로 유관 내에 발생한다. 유두에서 분비물이 나올 수 있고 검진 중 우연히 발견되기도 한다. 유두종이 의심되면 수술로 제거하는 것이 좋다.

• 비정형 증식증

유방암의 전 단계 병변이며, 크기에 따라 임상적으로 증상이 나타날 수 있으며 유방 검사에서 이상 병변으로 보이기도 한다. 조직 검사로 확진한다. 저등급 상피내암과 비슷한 모양의 세포를 보이나, 현미경에서 관찰하였을 때 존재 범위가 제한적이다. 절제 시 유방암이 동반되어 있는 경우도 있어서, 비정형 증식증으로 의심되면 수술로 종양을 완전 절제를 하게 된다.

• 유관확장증

유관 구조 폐색으로 분비물이 정체되어 발생한다. 유륜을 중심으로 염증이 나타날 수 있으며 심하면 유륜 아래로 농양이 생기기도 한다. 간혹 유방암이 아닌지 검사가 필요한 경우가 있다.

• 지방 괴사증

유방의 타박상이나 수술에 의한 조직 손상 등으로 발생한다. 멍울이 단단하고 경계가 불규칙하며 종종 피부가 함몰된다. 간혹 유방암과의 감별을 위해 조직 검사가 필요한 경우가 있다.

참고 자료

유방암백서 2022.

2023 제10차 한국 유방암 진료 권고안.

유방병리 입문. 한국유방암학회.

02

유방암의 검진과 진단

박영진 연세암병원 유방암센터 교수(영상의학과)

유방암 검진은 유방암을 조기에 발견하기 위해 유방암의 증상이 없는 여성을 대상으로 검사하는 것이다. 현재 검진에 의한 유방암의 조기 진단과 의료기술의 발전으로 국내 유방암 생존율은 계속 증가하고 있다.

유방암의 검진

많은 여성이 암이 발견될까 두려워서 혹은 유방 검사할 때의 불편함이나 부담감으로 유방암 검진받는 것을 주저하곤 한다. 우리나라에서는 유방암 검진 수검률이 꾸준히 증가하다가 2010년대부터 지금까지 수검률이 약 60% 정도에 머무르고 있다. 그러나 증상이 나타난 이후 발견된 유방암보다 검진 결과 발견된 유방암이 일반적으로 병기가 더 낮고 생존율이 더 높다는 것은 잘 알려진 사실이다.

유방암 검진의 도입과 함께 유방암 병기 0 또는 1에 해당하는 조기 유방암의 비중은 꾸준히 증가하여 현재 새로 진단된 국내 유방암의 약 60%가 조기 유방암이다. 검진에 의한 유방암의 조기 진단과 의료기술의 발전으로 국내 유방암 생존율 역시 증가하여 현재 유방암의 5년 상대생존율은 93%를 넘는다. 이처럼 검진을 통해 조기에 발견하면 높은 생존율로 치료가 가능하므로 유방암 검진 해당 연령에 반드시 검진을 받아야 한다.

유방암 검진의 기본: 유방촬영술

2015년에 개정된 우리나라의 유방암 검진 권고안에서는 40~69세 무증상 여성을 대상으로 유방촬영술을 이용한 유방암 검진을 2년마다 시행할 것을 권고하였다. 개정안에서는 근거가 불충분한 관계로 임상 유방 진찰을 권고 항목에서 삭제하였다. 그러나 유방암 검진 권고안은 무증상 여성이 그 대상이므로, 증상이 있는 여성은 임상 유방 진찰 등의 추가적인 조치가 꼭 필요하다.

유방암 영상 검진 방법 중에 무작위 임상 시험으로 사망률 감소 효과가 직접 증명된 검진 방법은 아직 유방촬영술이 유일한데, 이는 유방암으로 인한 사망률을 30% 감소시키는 것으로 알려져 있다. 유방 압박으로 인한 불편감 탓에 유방촬영술 대신 다른 영상 방법으로 유방암 검진을 대체하고자 하는 여성도 종종 있으나 현재는 유방촬영술이 기본적인 유방암 검진 방법이고, 유방 초음파 검사 및 유방 자

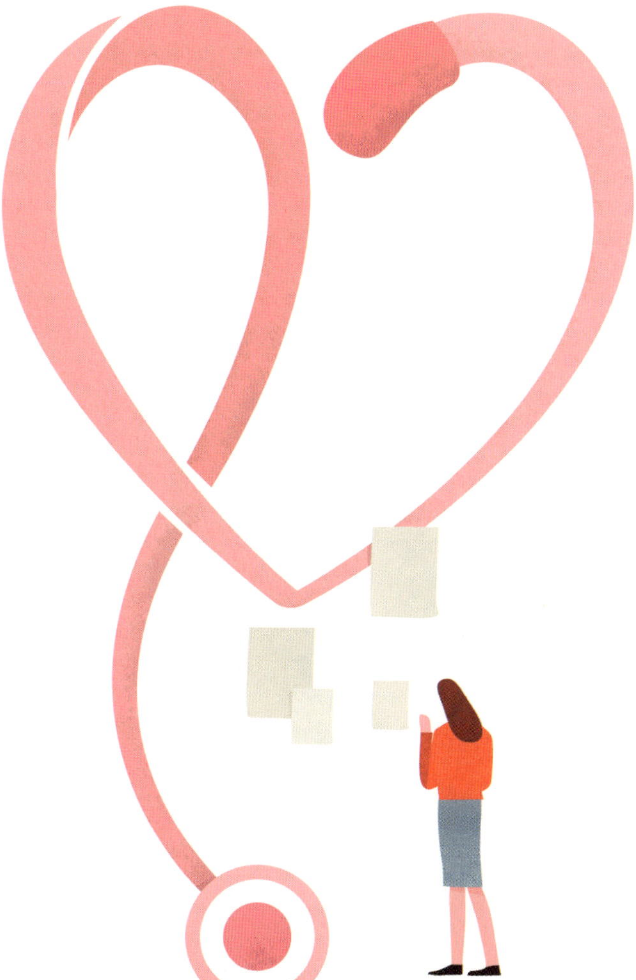

기공명영상은 부가적인 검진 방법이다.

유방촬영술은 X선을 이용하여 유방 초음파 검사 및 유방 자기공명영상에서 보이지 않는 미세석회화에 대한 평가가 가능하여 유방 상피내암을 조기에 발견할 수 있고, 유방 전체의 모습을 한 사진에 보여줌으로써 유방의 전체 상태나 변화를 쉽게 파악할 수 있다. 흔히 유방촬영술은 숲을 보여 주고, 유방 초음파 검사는 나무 하나하나를 보는 것이라고 표현하는 이유다. 이때 적절한 압박은 유방촬영의 화질을 결정 짓는 가장 중요한 요소로, 압박을 가함으로써 미세석회화나 유방 내의 혹이 정상 조직과 분리되어 발견될 수 있다.

다만, 10~20대 젊은 여성에게는 유방촬영술이 기본 검사로 권장되지 않는다. 치밀유방으로 인한 유방촬영술의 낮은 민감도, 방사선 노출 및 낮은 유방암 확률 등을 고려하여 30대 이하 여성에게는 유방촬영술 대신 필요한 경우 유방 초음파 검사를 기본 검사로 권고한다(치밀유방과 유방촬영술: 치밀유방은 유방의 섬유조직 비율이 지방보다 높은 유방으로, 유방촬영술에서 유방의 상당 부분이 하얗게 보인다. 반면에 지방형 유방은 유방촬영술에서 유방의 대부분이 까맣게 보인다. 유방촬영술에서 유방암은 하얗게 보이므로, 치밀유방에서는 상대적으로 유방암을 발견하기 어려울 수 있다).

외국의 유방암 검진 권고안은 유방암 위험도에 따라 고위험군 여성과 평균 위험도 여성을 구분하여 권고하고 있으며, 위험도가 평균인 여성에 대한 유방암 검진 권고안은 나라와 학회에 따라 검진 시작 연령이나 검진 주기가 조금씩 다르다. 모든 여성에 대해 유방암 검진을 자주 할수록 유방암을 더 많이 발견하게 되지만, 인구 전체로 보았을 때 사망률 감소 효과가 제한적인 반면에 많은 재원이 소모되고 암이 아닌 혹을 많이 발견하여 불필요한 검사가 증가한다. 따라서 획일화된 검진 지침을 무조건 따르기보다는 개인의 위험도에 맞추어 유방암 검진을 받을 필요가 있다.

추가적인 유방암 영상 검진 방법

유방암 고위험군은 일반적으로 평생 유방암 발생 위험도가 20% 이상인 경우로, BRCA1/2 유전자 변이 보인자이거나 10~30세에 흉부 방사선 치료 과거력이 있는 경우, 유전적 요인이 없어도 유전적 소인

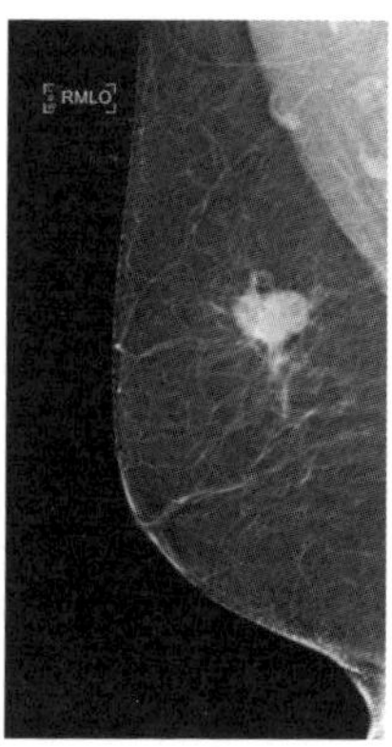

[그림 2-1] 지방형 유방의 예
유방촬영술 사진에서 유방의 대부분이 지방으로 까맣게 보인다. 상측 유방의 유방암은 하얗게 보여 유방촬영술에서 쉽게 보인다.

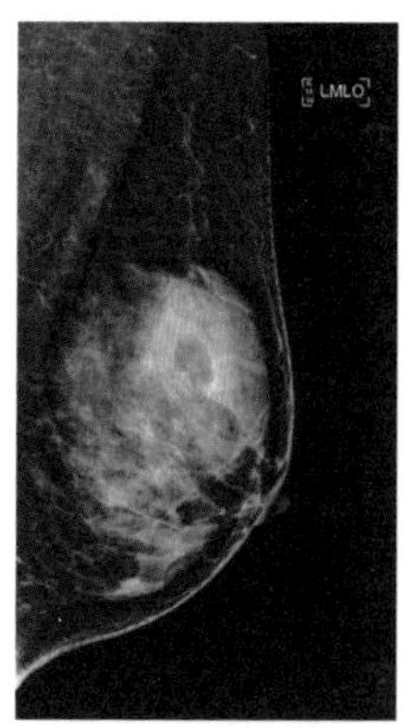

[그림 2-2] 치밀유방의 예
유방촬영술 사진에서 유방의 유방 섬유조직으로 하얗게 보인다. 2cm가 넘는 크기의 유방암이 있지만 유방촬영술에서는 정상 유방 조직에 가려 보이지 않는다.

을 가졌다고 추정되는 가족력이 있을 때 등이다.

중간 위험도에 속하는 군은 유방암 수술을 받은 과거력, 소엽상피내암이나 비정형 증식증을 진단받은 여성 등으로 평생 유방암 발생 위험도는 약 10~20%이다.

이 외에도 치밀유방일수록 유방촬영술에서 작은 유방암을 발견하기 상대적으로 어려운 데다가, 치밀유방을 가진 여성의 경우 지방형 유방의 여성보다 유방암 발생 위험도가 2~4배 높다. 특히 우리나라에서는 폐경 전 여성의 약 3/4, 전체 여성의 약 60%가 치밀유방인 데다가 유방암 발생이 40~49세 여성에서 가장 높아 평균 위험도 여성에게도 유방촬영술 외에 유방 초음파 검사가 광범위하게 병행되고 있다.

● 유방 초음파

유방의 섬유조직 비율이 지방보다 높은 치밀유방일수록 유방촬영술에서 작은 유방암을 발견하기가 상대적으로 어려운 데 반해, 유방 초음파는 치밀유방 여부의 영향을 받지 않는다. 유방촬영술에서 치밀유방인 여성에게 유방 초음파를 부가적으로 시행하는 경우 검진 1,000건당 약 2~4개의 암을 더 발견한다.

최근 일본에서 시행된 무작위 대조군 연구 결과(Japan Strategic Anti-cancer Randomized Trial)에 의하면 유방암 발생 평균 위험도를 가진 40대 여성에게 유방촬영술 이외에 유방 초음파를 추가한 결과 유방촬영술을 단독 시행한 경우에 비해 더 많은 암을 발견했을 뿐 아니라 다음 검진 시기 이전에 발견되는 간격 암을 50% 감소시키는 효과를 보였다.

그런데 유방 초음파는 검사기기와 검사자에 대한 의존도가 높고 암이 아닌 병변을 많이 발견하여 불필요한 조직 검사의 증가, 추가 검사 비용과 시간 증가 등의 단점이 있다. 최근 자동 유방 초음파를 이용한 유방암 검진이 점차 많이 시행되고 있는데, 자동 유방 초음파를 이용한 부가적 유방암 검진 역시 1,000건당 2~4개의 추가적인 암 발견의 효과와 함께 추가 검사 증가라는 비슷한 제한점을 가지고 있다.

• 디지털 유방 단층촬영술(digital breast tomosynthesis)

치밀유방에서 유방촬영술로 작은 유방암을 발견하기가 더 어려운 주된 이유는 주변 유방 조직이 석회화를 동반하지 않은 유방암을 가리기 때문이다. 이러한 단점을 보완하기 위해 고안된 검사 방법이 디지털 유방 단층촬영술로, 기존 유방촬영술과 동일하게 X-선을 이용하나 제한된 각도로 움직이면서 영상을 획득하여 정상 조직에 가려진 유방암을 볼 수 있도록 도와준다. 디지털 유방 단층촬영술은 암 발견율을 극적으로 증가시키지는 않으나, 유방 조직의 겹침을 제거 또는 감소시킴으로써 암 진단을 용이하게 하는 동시에 불필요한 추가 검사를 줄인다는 점에서 유용한 유방암 검진 방법이다.

• 유방 자기공명영상

유방암 영상 검진 방법 중 유방암을 가장 많이 발견할 수 있는 검사는 조영제를 이용한 역동적 조영 증강 유방 자기공명영상이다. 현재 미국 암학회를 비롯한 여러 나라 권고안에서 유방암 고위험군 여성의 보조적인 검진 방법으로 유방 자기공명영상을 권고하고 있다. 고위험군 여성에게 자기공명영상을 시행할 경우 유방촬영술보다 암을 평균 2배 이상 많이 찾는 것으로 보고되며, 정상 유방촬영술 후 보조적 검진 목적으로 시행하는 경우에도 유방 초음파보다 암을 3배 이상 많이 찾아낸다.

아직 대부분의 학회는 중간 위험도 또는 평균 위험도의 여성에게 자기공명영상 검사를 권고하지 않고 있다. 그러나 유방암 과거력이 있는 여성에서 상대적으로 낮은 유방촬영술의 암 발견 성적을 고려하여, 점차 유방암 과거력이 있는 여성을 대상으로 유방 자기공명

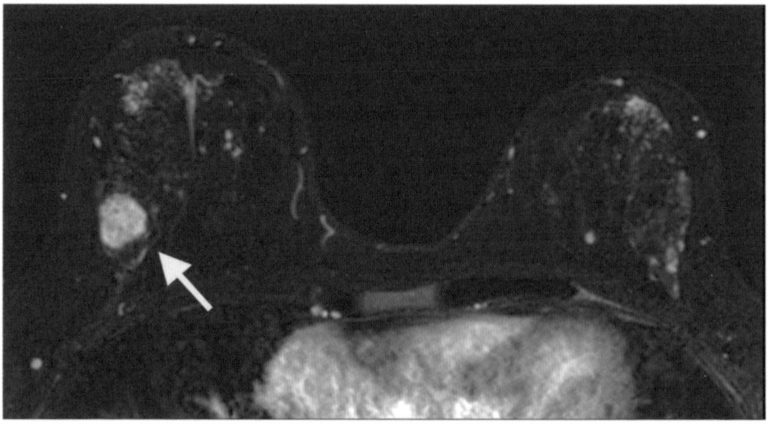

[그림 2-3] 유방 자기공명영상 사진

조영제를 주입했을 때 우측 유방암이 밝게 조영 증강된다(화살표).

영상을 이용한 보조적인 유방암 검진이 확대되고 있다. 2018년부터 미국 방사선의학회는 유방암 과거력이 있는 여성 중 50세 이전에 유방암 진단을 받았거나 치밀유방인 경우 자기공명영상을 이용한 검진을 권고하고 있다.

최근 평균 위험도의 치밀유방 여성을 대상으로 진행된 대규모 임상 시험들에서도 자기공명영상 추가 검진이 유방촬영술이나 디지털 유방 단층촬영술 단독 검진과 비교하여 간격 암 감소와 침윤 암의 추가 발견에 도움이 됨을 보여 주었으나, 위양성률 및 과잉 진단의 문제가 아직 남아 있기에 연구가 더 필요하다.

유방암의 진단

유방암의 가장 흔한 증상은 만져지는 멍울(혹)이지만, 최근 유방암 검진에 따른 무증상의 유방암 환자도 크게 증가하고 있다. 만져지는 멍울이 있거나 혈성 유두 분비물 등의 증상이 나타났다면 의사의 신체 진찰과 함께 유방촬영술과 유방 초음파를 병행한 유방 영상 검사가 필요하다.

영상 검사에서 유방암이 의심스러운 병변이 확인되면 확진을 위해 조직 검사를 시행하게 된다. 조직 검사 방법으로는 초음파 유도하 생검술, 세침흡인술, 유방촬영술 유도하 입체정위생검술 등이 있다. 이 가운데 초음파 유도하 생검술이 가장 흔히 사용되나 미세석회화의 경

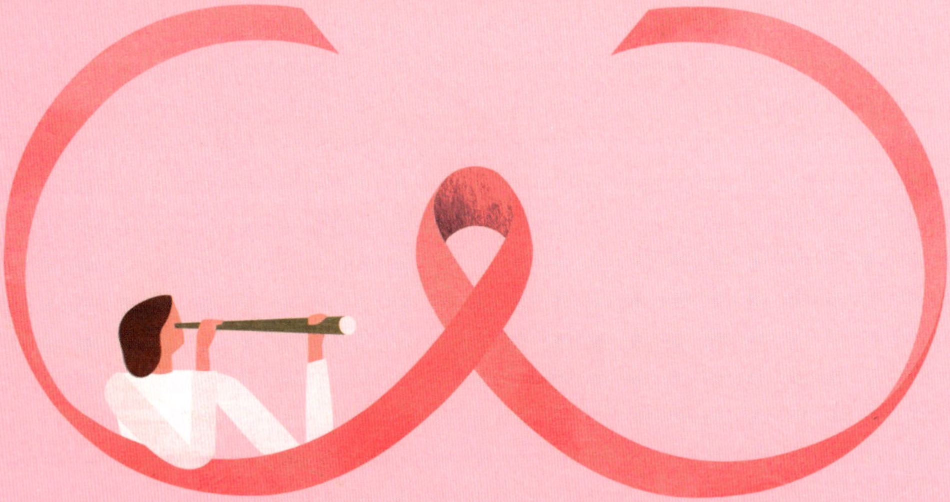

우 입체정위생검술이 필요할 수 있다.

모든 조직 검사는 가능성이 낮더라도 위음성(암이지만 조직 검사 결과가 암이 아닌 것으로 나오는 경우)의 가능성이 있으므로, 검사 후에는 조직 검사 결과와 영상 소견이 일치하는지에 대한 평가가 필요하다. 조직 검사에서 암이 아닌 결과가 나왔지만 영상 소견상 암이 많이 의심되는 경우 진공보조흡인생검 또는 외과적 생검 등의 재생검으로 조직을 더 많이 얻어야 할 수도 있다.

초음파 유도하 생검술

초음파 유도하 생검술은 초음파로 병변을 확인하면서 조직을 얻는 것으로, 외과적 절개생검보다 덜 침습적이며 95% 이상의 높은 진단 정확도를 보인다. 방사선 노출이 없고, 환자가 유방의 압박 없이 누운 자세로 시술을 받을 수 있으며, 실시간으로 바늘의 위치를 확인

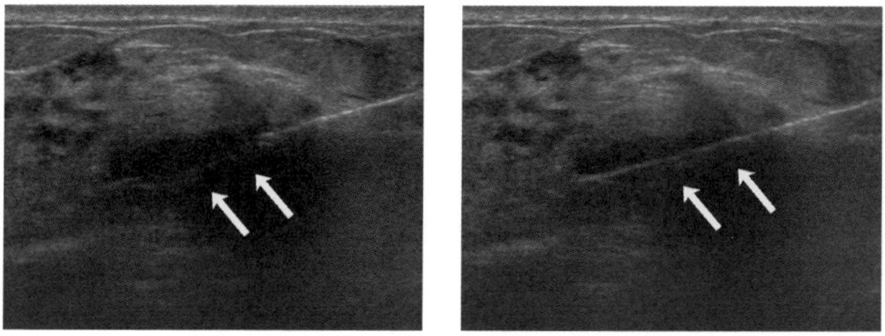

[그림 2-4] 초음파 검사 중 실시하는 초음파 유도하 코어침생검

조직 검사 바늘(화살표)이 병변 내에 정확히 들어간 것을 초음파를 통해 확인하면서 조직 검사를 시행한다.

할 수 있을 뿐 아니라 여러 방향에서 접근 가능하다는 장점이 있다. 따라서 유방 초음파 검사에서 병변이 잘 보이는 경우에는 초음파 유도하 생검술을 주로 사용한다.

초음파 유도하 생검술은 사용하는 침의 두께나 장비에 따라 초음파 유도하 코어침생검과 초음파 유도하 진공보조흡인생검으로 나눌 수 있다. 초음파 유도하 코어침생검은 현재 가장 많이 이용되는데, 국소 마취 후에 조직 검사 바늘을 삽입하고 총을 쏘듯이 방아쇠를 당겨 바늘을 발사시켜 조직을 여러 개 얻는다. 한 번에 4~6회 실시하고 총 소요 시간은 10~30분 정도다.

초음파 유도하 진공보조흡인생검은 진공 흡인기의 원리를 이용한 장비로 병변의 조직을 얻는 방법이다. 맘모톰이라는 제품이 가장 먼저 보급되어 현재는 이런 조직 검사법을 총칭해서 맘모톰이라고 부르기도 한다. 사용되는 바늘의 굵기는 코어침생검의 바늘보다 굵은 바늘로 많은 조직을 얻는 데 용이하다. 진단을 위해 많은 조직이 필요

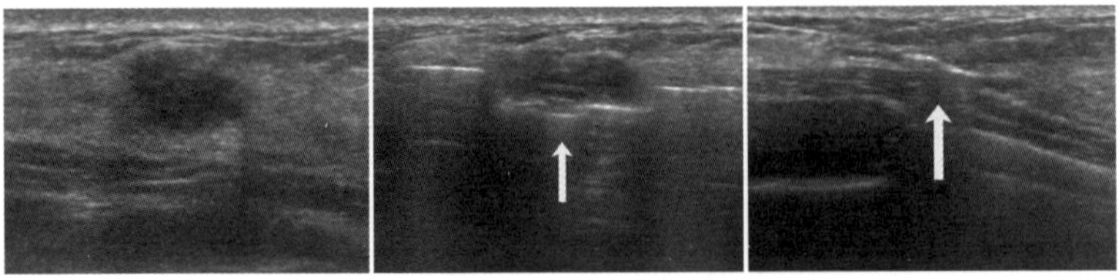

[그림 2-5] 진공보조흡인 조직 검사(맘모톰 검사) 시술 전후

(왼쪽) 만져지는 양성 혹(섬유선종) 초음파 사진.

(가운데) 진공보조흡인 조직 검사 시술 중 바늘이 삽입된 사진.

(오른쪽)시술 직후 같은 자리 초음파 사진으로 혹이 제거된 상태다.

한 경우나 조직 검사를 하면서 동시에 크기가 작은 섬유선종 같은 양성 종양을 제거할 때 시행되며, 총 시술 시간은 20~40분 정도다.

세침흡인술

가는 주사기 바늘을 찔러 넣어 세포를 뽑아내 검사하는 방법으로 국소 마취가 필요 없고 검사 시간도 5분 미만이라 간편하다. 하지만 간편한 만큼 불충분한 표본추출 및 높은 위음성률 등으로 인해 코어침생검보다 정확도는 떨어진다. 흔히 양성으로 보이는 낭종(흔히 말하는 물혹)을 간단히 확인하거나 암 전이가 의심되는 겨드랑이나 경부 림프절에 시행한다. 또한 낭종의 증상 완화를 위해 액체를 뽑아내거나 낭성 성분이 많은 유방 병변에서 코어침생검 전에 액체 성분을 제거하기 위해 시행되기도 한다. 이런 경우에는 조금 더 굵은 바늘을 사용한다.

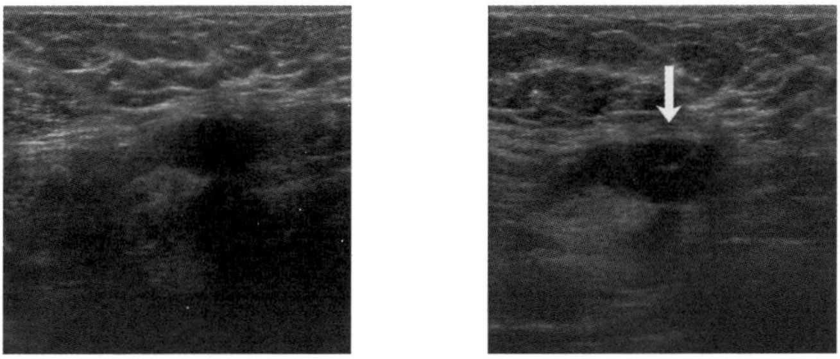

[그림 2-6] 초음파 검사 중 실시하는 세침흡인 검사

크기가 커진 겨드랑이 림프절(왼쪽)에 가는 주사기 바늘을 찔러(오른쪽, 화살표) 넣고 초음파를 통해 확인하면서 세포를 얻는다.

세침흡인술로 유방암으로 진단되었어도 침습성과 비침습성 유방암을 감별하기 어렵고 면역조직학적 염색이 어려우므로 코어침생검으로 재생검이 필요한 경우가 대부분이다.

입체정위생검술

입체정위생검술(stereotactic biopsy)은 유방촬영 장비를 이용하여 미세석회화처럼 유방촬영술에서 명확하게 보이는 병변에 대해 조직 검사를 시행할 수 있는 방법이다. 환자는 엎드리거나 옆으로 눕거나 혹은 앉아 있는 자세로 검사를 받는다. 일반적으로 진공보조흡인생검 장비로 조직을 얻으며 유방촬영 때처럼 유방을 압박한 상태에서 시행한다. 그러나 유방의 후방이나 액와부 근처에 병변이 있거나 너무 얇은 유방인 경우, 또는 표층 병변인 경우 등처럼 시술이 어려워 입체정위생검술이 불가능한 경우도 드물게 있다. 이때는 유방촬영술을 이용해 병변에 침을 삽입한 후 전신 마취 후 수술적 조직 검사로 확인한다.

수술적 조직 검사

전신 마취나 부분 마취를 한 후, 유방 병변 조직 전부 혹은 일부를 떼어 내어 검사하는 방법이다. 비수술적 조직 검사를 시행했으나 얻은 조직의 양이 부족한 경우, 비수술적 조직 검사만으로는 정확한 진단을 내리기 어려운 경우, 비수술적 조직 검사를 시행하기 어려운 경우 등에 시행한다.

03

유방암의 정밀의료와 유전체 분석

박세호 연세암병원 유방암센터 교수(유방외과)

유방암에 진단된 이후에는 종양의 크기, 전이된 겨드랑이 림프절의 개수를 통해 암 병기를 판정하고, 다른 장기로의 전이 여부를 영상의학적 검사를 통해 평가한 이후에 추가적으로 유방암의 분자아형(breast cancer molecular subtype)을 확인하게 된다. 이 분자아형은 유방암에서 가장 중요한 것 중 하나인데, 이에 맞춘 정밀의료 및 추가적인 유전자 분석 검사가 필요할 수 있다.

유방암의 분자아형 확인을 위한 생물표지자(biomarker)

최근에는 표적치료제 등의 발전으로 암 병기와 함께 암세포의 유전자 유형(분자아형)이 암 환자 치료 방향을 설정하는 데 더 큰 영향을 미치고 있다. 따라서 자신의 유방암 분자아형을 이해하는 것은 유방암 치료의 시작이라고 할 수 있다. 분자아형별로 유방암을 분류하는

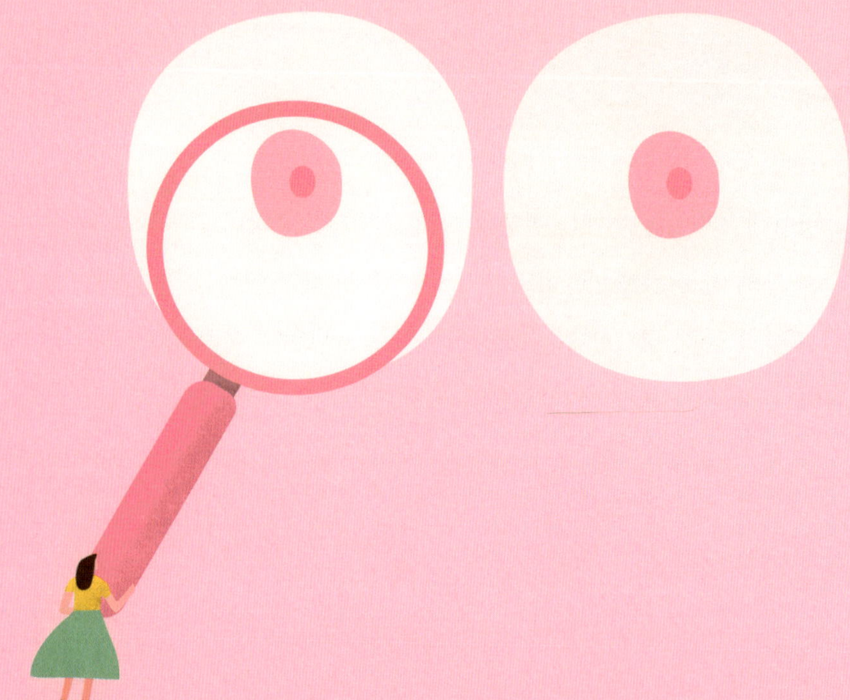

것은 어떤 유형이 더 좋고, 더 나쁘다는 것을 판가름하기 위한 것이 아니며, 유방암의 특성에 맞춰 가장 효과적인 치료 계획을 세우기 위해서이다.

면역조직화학염색 검사

조직 검사를 통해 암이 확진되면 조직 검체에서 분자아형을 알아보기 위한 면역조직화학 검사를 추가로 받게 된다. 면역 검사는 항체를 이용해 호르몬 수용체, 허투(HER2, c-erbB2)라는 사람 상피세포 성장인자 수용체 유형-2(Human Epidermal growth factor Receptor 2) 등 각각의 생물학적 표지자에 양성/음성 반응을 보이는지, 양성 반응이라면 그 정도가 어떤지를 확인하는 검사법이다. 검사의 대상인 여성 호르몬 수용체는 에스트로겐 수용체(ER)와 프로게스테론 수용체(PR)가 있다.

추가적으로 Ki-67 증식능 검사를 할 수 있으며, 높고 낮음을 구별하는 기준값이 아직 명확하지 않으나, 호르몬 수용체 양성이며 허투 음성인 유방암에서는 Ki-67 값이 5% 이하인 경우 양호한 예후를 보이며, 30% 이상인 경우는 불량한 예후와 밀접한 연관이 높기 때문에 다중 유전자 검사와 같은 고비용 검사를 피할 수 있는 대상군이라고 제안되고 있다.

사람 상피세포 성장인자 수용체 유형 -2(허투, HER2, c-erbB2) 유전자 검사

호르몬 수용체는 면역화학 검사에서 1% 이상 발현하는 경우에는 항호르몬 치료(내분비 요법)의 대상이 되므로 양성으로 판별할 수 있다. 하지만 허투 수용체는 현재 0, 1+, 2+, 3+로 결과가 판독되므로, 0, 1+는 음성, 3+는 양성으로 판별하게 된다. 하지만 2+는 양성인지 음성인지 판단이 모호한 경우이다. 이때는 좀 더 정밀한 허투 유전자 검사인 교잡반응 검사(또는 제자리부합 검사)를 실시하는데, 형광물질이나 은(실버)을 이용한 검사이므로 형광동소교잡반응 검사(FISH)나 실버동소교잡반응 검사(SISH) 등 추가 검사를 통해 양성/음성을 판별하게 된다.

유방암의 분자아형

에스트로겐 수용체나 사람 상피세포 성장인자 수용체 유형-2(허투, HER2) 상태 및 조직학적 등급, 프로게스테론 수용체 상태나 Ki-67 발현 값 등을 조합하여 유방암의 분자아형을 통상 3~4개 정도로 구분한다.

호르몬 수용체 양성 유방암

우리나라 여성 유방암의 70~80% 정도를 차지하는 가장 흔한 종류의 유방암이다. 유방암 세포에 여성 호르몬 수용체가 발현되어 있는 유방암이므로 여성 호르몬에 의존하여 호르몬이 많이 분비되면 암세포가 번식하는 특성이 있다. 그러므로 호르몬 수용체 양성 유방암은 여성 호르몬 분비나 활동을 억제하는 치료제를 쓰면 큰 효과를 얻을 수 있다.

호르몬 수용체 양성 유방암은 재발 저위험군인 관형 A형, 즉 루미날 A 분자아형(luminal A subtype)과 재발 고위험군인 관형 B형, 즉 루미날 B 분자아형(luminal B subtype)으로 분류하는데, 조직학적 등급, 프로게스테론 수용체나 Ki-67 발현 정도 및 다중 유전자 검사(multigene test) 등 여러 예후 관련 정보 인자를 통해 구별하고 수술 후 항암화학 요법 등 보조 치료 요법을 결정한다.

• 루미날 A(luminal A) 분자아형

호르몬 수용체 양성 유방암의 절반 정도를 차지하며, 암세포가 상대적으로 천천히 자라는 특성이 있다. 재발 위험이 높지 않아서 항암화학 치료의 이득이 크지 않은 경우가 대부분이며, 수술 후 항호르몬제 치료를 하면 반응이 좋으나, 임상적 소견에 따라서는 5년 이상 10년 정도 장기간 치료가 필요할 수 있다.

• 루미날 B(luminal B) 분자아형

호르몬 수용체 양성 유방암의 나머지 절반은 에스트로겐 억제제로 치료해도 재발률이 높은 경우가 많고, 루미날 A 분자아형과는 달리 증식 속도가 빨라서 항암화학 치료가 필요할 때가 많다. 호르몬 수용체와 허투 수용체 모두 양성 발현인 유방암의 경우나 다중 유전자 검사에서 고위험군으로 판별된 경우 등이 해당한다.

허투 양성 유방암

허투 양성은 유방암 세포에 허투 수용체가 많이 과발현되어 있거나 허투 유전자 증폭이 되어 있다는 뜻이다. 에스트로겐 수용체가 음성인 경우가 많아 항암약물 치료만으로는 재발이 잘되고 예후가 좋지 않아 표적치료제가 필요한 암종이다. 표적치료제인 트라스투주맙(trastuzumab, 상품명: 허셉틴), 퍼투주맙(pertuzumab, 상품명: 퍼제타), T-DM1(상품명: 캐싸일라)의 도입으로 다른 종류의 유방암과 비슷하게 과거보다 향상된 치료 결과를 보이고 있다.

삼중 음성 유방암

두 가지 여성 호르몬 수용체(에스트로겐 수용체와 프로게스테론 수용체) 및 허투(HER2) 수용체, 세 가지 모두(삼중) 음성인 유방암이다. 모두 음성이기 때문에 현재 표적으로 삼을 치료 대상이 없다. 호르몬 수용체 양성 유방암과 허투 양성 유방암은 효과적인 표적치료제가 나와 있지만 삼중 음성 유방암은 치료제가 현재 제한적이다. 하지만 치료 표적이 없다고 해서 치료제가 아예 없는 것은 아니다. 비교적 항암화학요법은 좋은 반응을 보이므로 항암화학요법을 철저히 시행하는 것이 다른 어떤 종류의 유방암보다 중요하다. 그럼에도 불구하고 여전히 재발률은 높은 편이나, 최근에 유전체 연구의 발달로 새로운 치료 대상 표적들이 발견되어 면역관문 억제제 등 신약 개발이 활발하게 진행되고 있다. 그러므로 가능한 임상 시험에 참여하는 것도 대안이다.

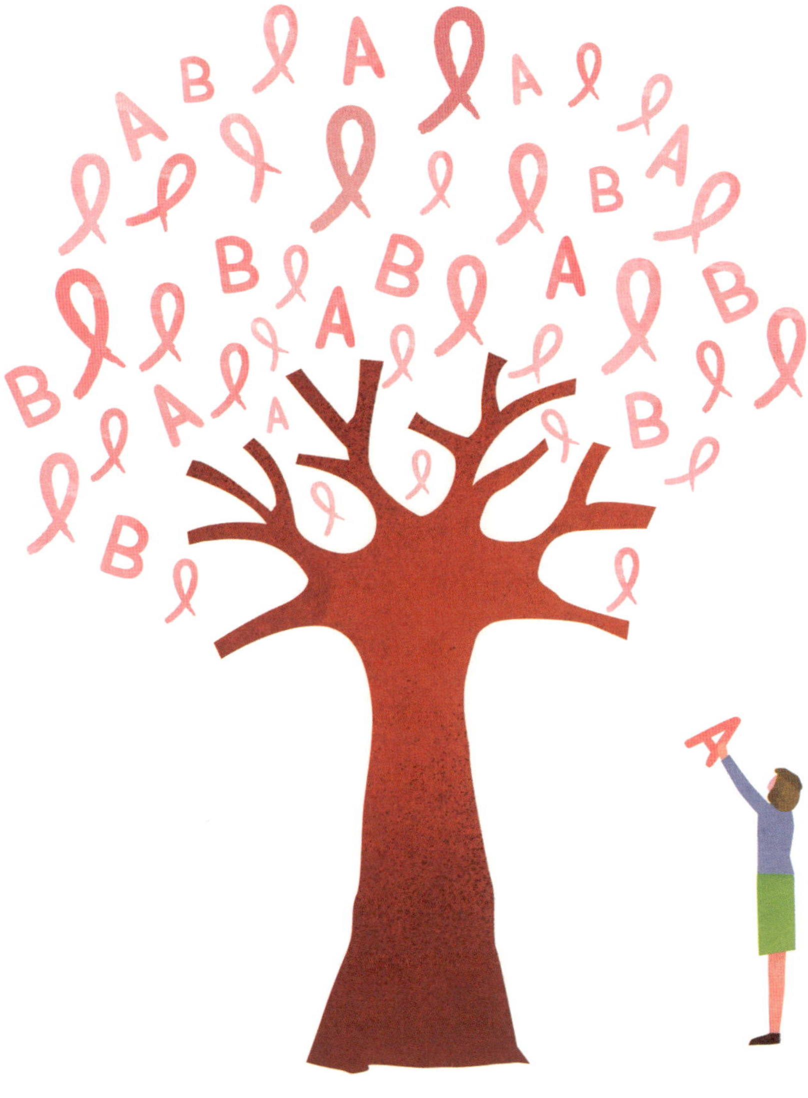

맞춤형 치료 계획 세우기

정밀 검사를 통해 병기와 분자아형이 확인되면 수술부터 하고 이후 방사선 치료나 항암약물 치료를 할지, 항암 치료부터 해서 종양 크기를 줄이거나 전이된 겨드랑이 림프절을 함께 치료한 후에 수술을 할지 등을 결정하게 된다.

일반적으로 유방암의 치료는 수술, 항암화학요법, 방사선 치료, 항호르몬 치료, 표적 치료 외에 최신의 PD-1/PD-L1 억제제 등 면역관문 억제제 및 CDK4/6 억제제 등 세포주기조절인자 억제제 등으로 분류할 수 있으며, 암의 특성, 병기, 연령 등에 따라 개개인의 상태에 맞춰서 세밀한 치료 계획이 세워진다.

한편 넘어야 할 또 다른 산이 있는데, 최신 도입된 약제의 경우 대부분 고가이므로 경제적인 여건도 담당 주치의와 상담을 통해 치료 방향을 정하게 된다.

유방암의 재발과 전이 등의 예후를 예측하기 위하여 유전자 분석에 기반한 검사 방법들이 개발되어 호르몬 수용체 양성, 허투 음성 조기 유방암에서 수술 후 보조 전신요법을 결정하는 데 사용되고 있다. 대표적인 검사법으로는 온코타입 디엑스, 맘마프린트, 엔도프레딕트, 온코프리, 진스웰BCT 등 여러 검사가 실제 임상 진료에서 사용되고 있다.

이 검사들은 호르몬 수용체 양성, 허투 음성 유방암 환자의 재발 위험도를 평가하고 항암약물 치료의 이득인 재발률 감소 정도를 계산하여 항암약물 치료가 필요한 또는 필요 없는 환자를 구별해 주는 것으로 검사마다 각각 특장점이 있다. 하지만 대부분 검사 비용도 비싸고, 해외에 있는 검사실에서 검사가 진행되어 2~3주 정도의 추가 시간이 소요되며, 간혹 검사가 실패하는 경우도 있다. 또한 대부분 국내 유방암 환자를 대상으로 개발된 검사법이 아니라는 단점이 있다. 겨드랑이 림프절 전이 개수가 4개 이상인 경우는 현재 검사 대상이 아니며, 동일한 환자에서 여러 가지 검사 결과를 비교했을 때 불일치하는 경우도 보고되어, 동일 환자에게 여러 다중 유전자 검사를 동시에 실시하는 것은 권고되고 있지 않다.

다양한 호르몬 수용체 양성, 허투 음성 유방암의 다중 유전자 검사 (Multigene test)

• 온코타입 디엑스(Oncotype Dx®)

온코타입 디엑스는 수술 검체 조직에서 21개 유전자 패턴을 분석하여 유방암의 원격전이 재발률과 항암화학 치료 효과를 예측할 수 있다. 가장 오래되었고 전 세계적으로 가장 많이 시행되는 검사로 재발 점수(Recurrence Score, RS)가 0~100 사이 숫자로 보고된다. RS가 낮으면 재발 위험도가 낮아서 항암화학 치료의 효과가 낮으므로 항호르몬 치료만 권유되고, 반대로 RS가 26점 이상 높으면 재발률이 높아서 항암화학요법과 항호르몬 치료를 병행한다. 하지만 RS가 16~25점 사이의 경계성 위험군(intermediate risk)으로 분류되는 경우는 아직 최적의 보조 치료 방법이 확정되지 않아서 나이나 폐경 여부, 겨드랑이 림프절 전이 여부 등을 고려하여 항암약물 치료를 하거나 난소기능억제주사제에 병용한 항호르몬 치료가 선택할 수 있는 옵션이다.

● 맘마프린트(MammaPrint)

맘마프린트도 전향적 임상 시험을 통해 항암약물 치료의 효과 예측력이 입증된 검사이다. 유방암 조직에서 70개의 유전자를 분석하여 임상적 고위험군에서 유방암의 재발 위험성을 알려 줘 이를 바탕으로 항암요법이 필요한지 가이드라인을 제시하는 검사 중 하나이다. 온코타입 디엑스와 함께 많이 사용되고 있다. 해당 검사는 추가로 블루프린트(BluePrint)라는 기능적인 분자아형 검사 결과를 알려 주며, 초저위험군(ultra-low risk)에 대한 결과가 보고되어 향후 항암약물 치료뿐만 아니라 항호르몬 치료도 줄이거나 생략 가능한 환자군을 선별하기 위한 연구가 진행 중이다.

● 엔도프레딕트(EndoPredict)

엔도프레딕트는 유전자 검사 결과뿐만 아니라 암 병기를 위험 예측 모델에 병합하여 EPclin 점수에 따라 고위험군과 저위험군의 예후를 예측해 주는 검사로 12개의 유전자를 분석한다. 점수에 따라 보조 항암 치료 결정에 사용될 수 있으며, 5년 이후 지연 재발 위험도를 예측하는 데 임상병리인자보다 우월하여 10년 장기 항호르몬 치료가 필요한 환자군을 선별해 줄 수 있다.

• 온코프리(OncoFREE)

온코프리는 국내 서울대병원에서 개발된 검사법으로 유방암 예후 예측과 관련된 179개의 유전자를 검사하는 차세대염기서열분석(NGS) 기반의 검사다. 한국인 유방암 환자의 조직 검체로 개발되어 폐경 전 50세 이하 환자가 대상에 상당수 포함되었으며, 차세대염기서열분석법을 활용하였기에 상대적인 저비용으로 많은 유전체 분석이 가능하고, 추가 연구가 진행 중이다.

• 진스웰BCT(GenesWell BCT)

진스웰BCT 또한 온코프리처럼 국내에서 최초로 한국인 유방암 검체 분석을 바탕으로 개발된 유방암 예후 예측 검사로 9개의 유전자를 바탕으로 구성되어 있다. 체외진단 의료기기 허가를 받아서 보험사나 병원에 따라 실손보험 청구가 가능하며, 추가 연구가 진행 중이다.

이러한 다중 유전자 검사는 아직 허투 양성 유방암이나 삼중 음성 유방암은 검사 대상이 아니며, 호르몬 수용체 양성이며 허투 음성인 유방암을 대상으로 하여 1차적으로는 예후를 평가하고 위험도를 바탕으로 수술 후 보조 전신요법의 결정에 사용된다. 아직 국내에 도입되지는 않았지만 해외에는 Prosigna, Breast Cancer Index(BCI) 등 여러 검사가 있으며, 특히 BCI의 경우 10년 항호르몬 치료 연장요법의 이득을 예측해 주는 장점이 입증되어 있다.

다중 유전자 검사에 고비용이 드는 문제는 향후 해결해야 할 과제이나 검사 업체가 대부분 국외에 있는 관계로 타협이 어려운 경우가 많다.

2023년 현재 세브란스병원의 온코타입 디엑스 수가는 423만 원이 넘고, 맘마프린트는 385만 원, 엔도프레딕트는 363만 원, 온코프리는 242만 원으로 책정되어 있다.

04

유방암 환자를 위한 맞춤형 수술법

김지예 연세암병원 유방암센터 교수(유방외과)

유방은 여성에게 상징적인 의미가 있다. 그래서 수술에 대한 두려움이 더 클 수밖에 없지만 그렇다고 수술을 피할 수는 없다. 수술은 암을 제거하는 가장 기본적이고 확실한 치료법이기 때문이다. 최근에는 수술 기술의 발달로 유방의 모양을 최대한 자연스럽게 유지하는 방법이 많이 도입되고 있으니, 이제 두려워하지 말고 치료에 임하자.

수술은 유방암 치료의 시작

수술은 유방암 치료에 필수적이다. 수술로 암을 제거한 후 항암 치료를 포함한 기타 치료를 시행해서 완치를 기대할 수 있다. 수술 치료는 크게 유방암 병변이 있는 유방 자체에 대한 수술과 유방암 세포가 일차적으로 전이되는 겨드랑이 림프절에 대한 수술로 진행된다. 유방 절제 수술과 겨드랑이 림프절 수술은 동시에 진행되며 약 2시간 정도 소요된다. 수술 후 1~2일이면 생활에 필요한 간단한 활동을 할 수 있고, 대부분의 환자가 퇴원할 수 있을 정도로 회복된다. 최근에는 통증 치료 요법이 발전하여 수술 후 통증 관리도 효과적으로 이루어지고 있다.

유방 절제 수술

예전에는 유방암 수술이라고 하면 암이 발생한 쪽 유방 전체를 제거하는 유방전절제술을 떠올렸지만, 최근에는 유방 치료 기술이 발달하면서 암 조직과 주변 정상 조직 일부만 절제하는 유방부분절제술이 많이 시행되고 있다. 유방부분절제술은 수술 후에도 유방 모양이 전체적으로 남아 있어 유방보존술이라고도 한다. 한국유방암학회 자료에 의하면 유방부분절제술이 전체 유방암 수술의 62.1%를 차지할 정도로 광범위하게 실시되고 있다(2015년 기준).

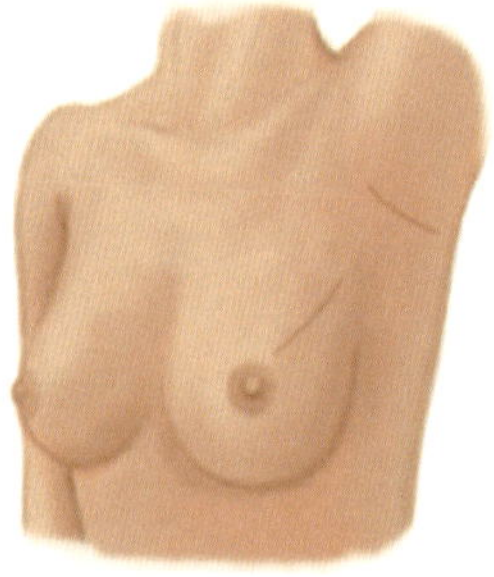

[그림 4-1] 유방부분절제술

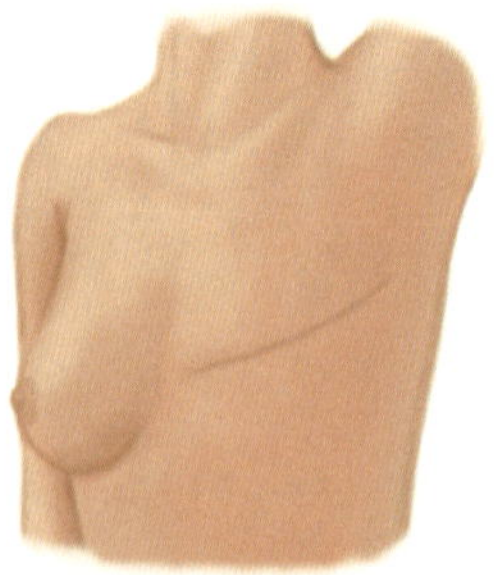

[그림 4-2] 유방전절제술

어떤 방법으로 수술을 할지는 유방외과 의사가 영상의학과, 방사선종양학과, 성형외과 등을 포함한 여러 전문가의 의견을 참고해서 최종적으로 환자와 면담한 후 결정하게 된다.

유방부분절제술(유방보존술)

유방부분절제술의 경우 수술 후 국소 재발을 방지하기 위해 일정 기간 방사선 치료를 받아야 한다. 따라서 이전에 흉부 방사선 치료를 받은 적이 있거나 피부질환, 임신 등으로 수술 후 방사선 치료가 불가능하다면 부분절제술을 시행할 수 없다. 수술 중 유방 조직 주변을 떼어 암이 남아 있지 않은지 동결절편검사를 실시한 후, 만약 주변 조직에 지속적으로 암이 남아 있다면 수술 중 유방전절제술로 변경되기도 한다.

유방의 어느 부분을 어떻게 절개할지는 종양의 위치, 크기, 범위, 동반되는 감시 림프절 절제술 등을 종합적으로 고려해서 미용상 가장 효과적인 위치로 결정한다. 최근에는 최상의 미용 효과를 얻기 위해 단순 유방 실질의 재배치부터 유방 축소 수술까지 다양한 수술법이 도입되고 있다.

유방전절제술

유방암 수술의 가장 중요한 원칙은 악성 종양의 완전한 제거이다. 따라서 암이 넓게 분포하거나 여러 곳에 다발성으로 존재하면 부분 절제로는 암의 완전한 제거가 불가능하다. 이런 경우 유방암이 발생한 쪽의 유방 전체를 제거하는 유방절제술이 불가피하다.

암이 비교적 초기인 경우에는 유방전절제술과 유방재건술을 동시에 시행할 수 있다. 그렇지 않으면 2~3년 후에 유방재건술만 따로 시행해 유방의 모양을 복원할 수 있다.

예전에는 유방전절제를 하면 유두와 유륜까지 모두 제거했지만, 최근에는 유방암 부위가 유두와 유륜과 가깝지 않으면 유방전절제를 할 때 유두와 유륜은 그대로 살려 두고 유방재건술을 시행한다. 이런 경우 재건된 유방에 대한 만족도가 매우 높다.

겨드랑이 림프절 수술

유방암의 암세포는 림프관이나 혈액을 타고 겨드랑이 림프절로 쉽게 전이되기 때문에 유방 절제 수술과 겨드랑이 림프절 제거 수술이 함께 시행된다. 30~40년 전에는 모든 유방암 환자가 겨드랑이 림프절 제거(청소술) 수술을 받았지만, 감시림프절생검법이 도입된 후부터는 겨드랑이 림프절에 전이가 됐는지 안 됐는지를 검사한 후, 전이된 경우에만 림프절 제거 수술을 시행한다.

• 감시 림프절 생검술

유방암 쪽 겨드랑이 림프절에 암세포가 전이되었는지 알아보는 조직 검사로, 림프절의 전이 여부는 유방암의 병기를 결정하고 수술 후 치료 계획을 세우는 데 매우 중요한 지표가 된다.

수술 전 정밀 검사를 통해 림프절 전이가 없다고 판단되면 유방암 수술 중 감시 림프절의 조직을 떼어 내 현미경으로 유방암 전이 여부를 확인한다. 감시 림프절은 유방의 림프액이 첫 번째로 흘러나가는 림프절로, 쉽게 말해 겨드랑이 림프절의 입구라고 할 수 있다. 따라서 감시 림프절에서 암세포가 발견되지 않으면 겨드랑이 림프절도 안전한 것이므로 림프절 제거 수술을 하지 않는다. 반면 감시 림프절에서 암세포가 발견되면 겨드랑이 림프절을 모두 제거하는 수술(림프절 청소술)을 한다. 이와 같은 감시 림프절 생검술의 도입으로 불필요한 림프절 청소술을 피할 수 있어 수술 후 합병증을 크게 줄일 수 있게 되었다.

• 겨드랑이 림프절 청소술

수술 전 정밀 검사에서 겨드랑이 림프절에 유방암 전이가 확인되었거나 감시 림프절 검사 결과 겨드랑이 림프절 전이가 확인되면 유방 절제 수술 중 겨드랑이 림프절을 모두 제거하는 수술(겨드랑이 림프절 청소술)을 함께 받게 된다.

겨드랑이 림프절 청소술은 약 1시간 정도 소요되며, 수술 후 약 10~20%의 환자에게서 팔 부종, 감각 이상 등의 합병증이 발생한다. 림프부종은 치료보다는 관리에 중점을 두어야 하는 합병증으로 조기 발견해 치료하면 심화되는 것을 막을 수 있다.

수술 후 관리

● 수술 당일

수술 시간은 약 2시간 정도 소요되며 회복실에서 의식이 깨어난 후 병실로 이동하게 된다. 식사와 가벼운 활동은 수술한 날 저녁부터 가능하다. 첫날은 마취약으로 인해 어지럼증, 울렁거림, 경미한 두통 등이 나타날 수 있으나 다음 날이면 대부분 퇴원이 가능할 정도로 회복된다.

경과에 따라 퇴원 날짜가 결정되며 유방암 수술과 동시에 재건 수술을 받았을 때는 입원 기간이 조금 더 길어질 수 있다. 수술 후 일상생활에 제한은 없으나 수술 부위는 상처가 아물 때까지 약 1~2주간 물이 닿지 않도록 해야 한다.

● 수술 후 상처 관리

수술한 상처의 봉합실(실밥)은 수술 1~2주 후 외래에서 제거한다. 퇴원 후에는 상처가 덧나지 않도록 조심해야 한다. 드물게 상처에 부종, 발적, 열감, 화농성 배액물(고름) 등이 생기기도 하는데, 이런 경우에는 바로 병원을 방문한다.

● 수술 후 배액관 관리

유방암 수술 후에는 수술 부위에 출혈 및 림프액 등이 고이는 것을 방지하기 위해 배액관을 삽입한다. 일반적으로 퇴원할 때 배액관을

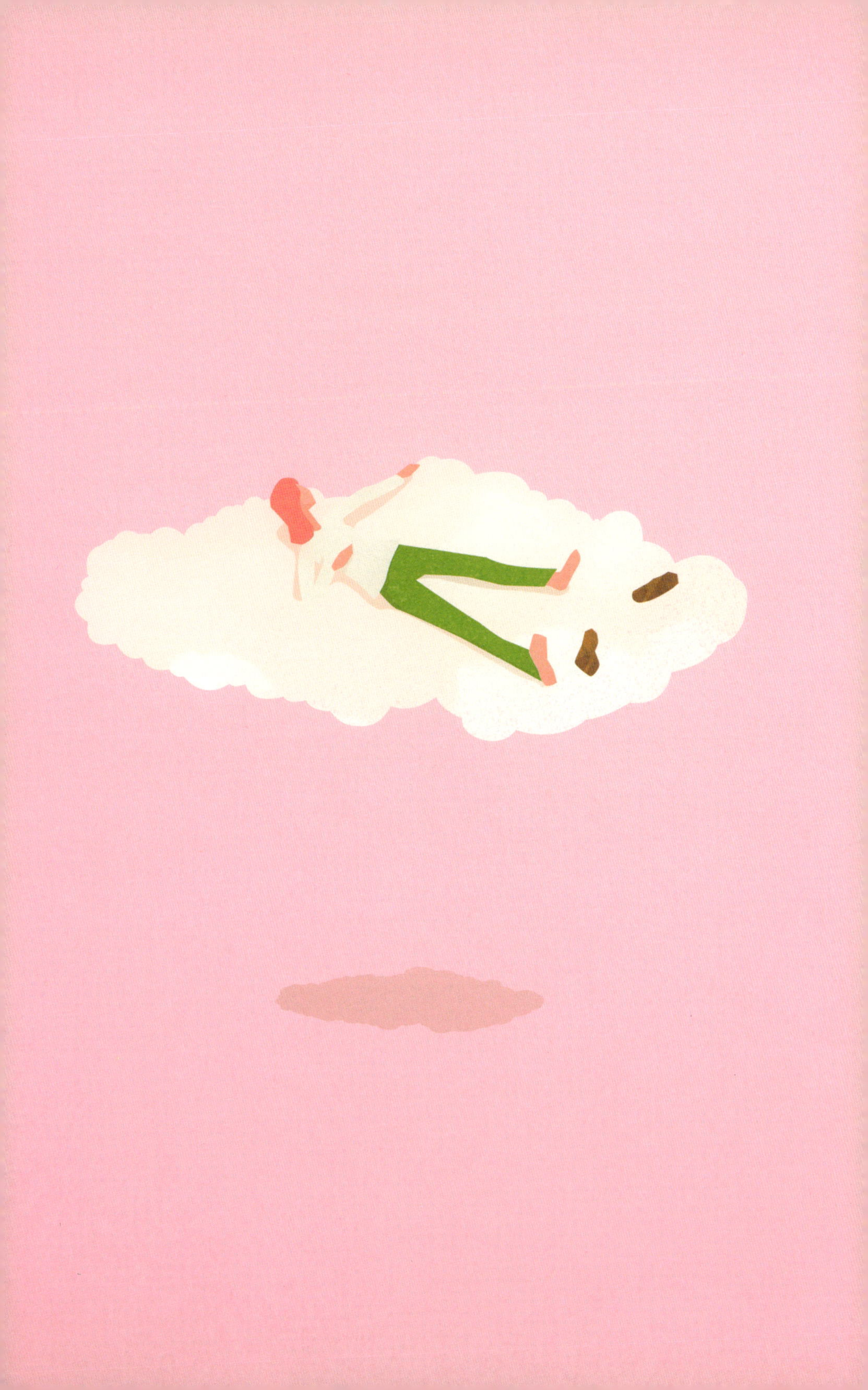

몸에 단 채 퇴원한다. 다음 외래 때까지 집에서 배액량을 측정해 기록지에 적어서 가져온다. 하루에 나오는 배액량이 약 20cc 전후로 줄어들면 배액관을 제거한다. 가끔 배액관이 빠지거나 막힐 수 있는데 이런 경우 유방암센터나 응급실을 방문한다. 배액관 제거 후 수술 부위에 배액물이 고여(장액종) 부종과 불편감이 생길 수 있다. 이런 증상이 생기면 외래에 방문하여 주삿바늘로 고인 배액물을 제거하는 처치를 받는다. 장액종은 점차 고이지 않게 되므로 걱정하지 않아도 된다.

• 수술 후 증상 관리

통증

수술 부위 통증은 수술 후 1~2주 동안 가장 심하고 시간이 지날수록 점차 줄어든다. 일반적으로 겨드랑이, 유방 절제 부위, 가슴 옆 부분, 팔 안쪽 부위가 저리고 콕콕 쑤시고 시리다. 수개월 후에는 점차 사라지지만 간헐적으로 저리고 콕콕 쑤실 수 있고 수년간 지속되기도 한다.

둔한 감각증

수술한 가슴 부위와 팔 안쪽의 감각이 둔하게 느껴질 수 있다. 이런 증상은 꽤 오랫동안 지속되기도 한다. 간혹 수술 부위를 중심으로 뜨거운 찜질, 뜸, 온열 치료 등을 시행하는 경우가 있는데, 수술 후에는 감각이 떨어져 화상을 입을 수 있으므로 피하는 것이 좋다.

당김 증상

수술 상처 주위가 당기는 느낌이 들 수 있지만 6개월 정도 지나면 점차 사라진다. 팔 운동과 스트레칭을 지속적으로 실시하면 움직일 때 불편한 느낌이 줄어든다.

수술 후 어깨와 목, 등의 불편감

수술 후에는 팔을 움직일 때 아프고 당기는 느낌이 있어 움직임이 부자연스럽다. 그렇다고 2~3개월 이상 팔을 움직이지 않으면 근육과 관절에 장애가 나타날 수 있다. 팔이 잘 움직여지지 않더라도 수술 2~3일 후부터는 운동을 시작하는 게 좋다. 가능한 한 운동 범위를 크게 하면서 팔과 어깨 운동을 천천히 지속적으로 실시하면 회복에 도움이 된다. 수술 후 3개월 정도가 되면 팔을 예전처럼 움직일 수 있게 된다(<9장 유방암 환자의 삶의 질을 높이는 재활치료> 191쪽 참조).

05

유방절제술 후 시행되는 유방재건술

송승용 연세암병원 유방암센터 교수(성형외과)

유방은 양측이 대칭이면서 여성성을 나타내는 기관으로, 여성의 정상적인 가정생활과 사회생활을 위해 꼭 필요한 기관이다. 다른 기관과 달리 수술 후 훼손된 외형이 환자가 일상으로 돌아가는 데 장애가 될 수 있으므로 유방 재건이 큰 의미를 가지게 된다.

유방 재건의 필요성

많은 유방암 환자들이 유방전절제술 이후에도 여성으로서의 건강하고 아름다운 삶을 유지하고자 유방재건술을 원하고 있다. 최근에는 30~40대 젊은 유방암 환자가 늘어나는 추세이고, 건강검진을 통해 조기 발견되는 경우도 많아 유방재건술의 수요는 지속적으로 증가하고 있다. 그뿐만 아니라 일부 유방암 유전자 양성일 경우에 예방적인 유방전절제술을 고려할 때도 절제술과 재건술을 함께 시행할 수 있다.

정부에서도 유방암 환자의 유방 재건 필요성을 인정하여 2015년부터 유방암 또는 일부 유방암 유전자 양성으로 전절제 후 시행되는 모든 유방 재건에 대해 건강보험 혜택을 제공하고 있다.

유방 재건과 유방암의 관계

유방암 환자에게 가장 중요한 것은 재발하지 않고 완치되는 것이다. 여러 연구 결과에서 알 수 있듯이 유방재건술을 받더라도 유방암이 재발할 가능성은 높아지지 않고, 유방재건술을 받았다고 해서 재발하였을 때 발견이 늦어지는 것도 아니다. 현재까지 연구 결과에 따르면 어떤 종류의 유방 재건도 유방암의 재발, 재발 확인을 위한 검사, 재발 후 치료에 영향을 주지 않는 것으로 알려져 있다. 유방재건술을 받은 후에도 화학요법, 호르몬 투여, 방사선 치료 등을 계획대로 받을 수 있다.

그렇더라도 유방절제술 후에 다양한 치료가 이어질 수 있다는 점을 고려해야 하므로 유방재건술을 결정하기 전에 유방외과, 종양내과 및 성형외과 주치의와 긴밀하고 충분히 상담해야 한다.

유방재건술의 시기

유방 재건을 시기에 따라 분류하면 즉시 재건과 지연 재건으로 나눌

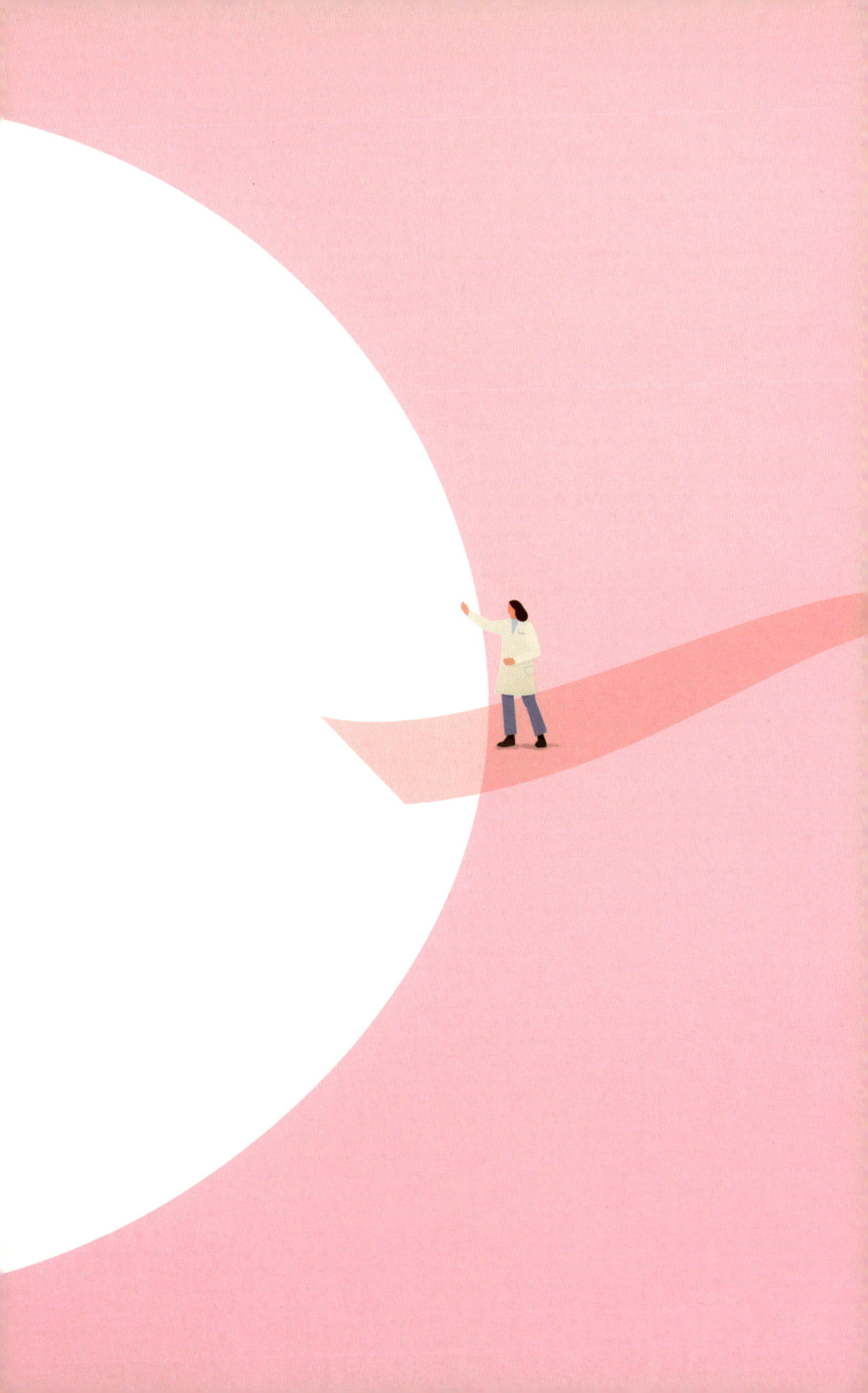

수 있다.

즉시 재건은 유방외과에서 유방절제술 시행 후 바로 이어서 유방 재건을 하는 방법이다. 환자의 입장에서는 전신 마취 횟수를 줄일 수 있고, 이에 따라 입원 기간과 회복 기간, 의료 비용을 줄일 수 있는 장점이 있다. 유방 조직은 제거되었으나 피부는 보존되어 있어 원래의 유방 모양과 비슷한 형태로 유방 조직이 있던 부분을 채워 주면 좋은 결과를 얻을 수 있다.

지연 재건은 유방외과 수술 후 항암이나 방사선 치료를 모두 마치고 추적관찰을 하면서 재발 가능성이 낮다고 판단될 때 유방 재건을 시행하는 방법이다. 보통 재발 가능성이 높은 경우이거나 환자가 암 치료에 대한 막연한 두려움으로 재건 수술을 미루는 경우에, 암의 재발 및 전이가 없는 것을 확인하고 안정된 상태에서 재건 수술을 받을 수 있다는 장점이 있다. 유방전절제술 후 언제라도 지연 재건이 가능하다. 그러나 유방절제술 후 아물면서 피부가 자연스럽게 수축하기 때문에, 재건술로 부족한 부분을 채우면 수술 결과는 부자연스러울 수 있다.

최근에는 유방전절제술을 시행할 예정인 환자가 즉시 재건 수술을 받는 경우가 지속적으로 증가하고 있다. 하지만 모든 환자가 절제술과 재건술을 함께 받을 수 있는 것은 아니고, 유방에 재발 확률이 낮거나 완치율이 높은 경우에 주로 시행한다.

유방절제술과 시행하는 유방재건술 방법

유방 재건 시 사용하는 재료에 따라 분류하면 인공물질을 이용한 재건과 자가 조직을 사용한 재건으로 나눌 수 있다.

인공물질은 현재 실리콘 보형물이 주로 이용되고 있다. 보형물을 유방을 절제한 부위 혹은 대흉근 아래에 삽입하여 유방 모양을 재건한다. 보형물 재건은 수술이 비교적 간단하고, 추가적인 흉터를 남기지 않으며, 수술 시간이 한 시간 내외로 짧다는 장점이 있다. 반면에 단점으로는 수술 후 조직이 수축하면서 모양의 변형이 생기는 구형구축, 그리고 장기간 관찰했을 경우에 정상 가슴과 재건된 가슴의 비대칭 가능성, 5% 내외로 발생한다고 알려진 감염을 들 수 있다. 이 가운데 감염은 어떤 경로로 균이 수술 부위로 들어가서 수술 부위가 붓고, 붉어지며, 통증, 열감, 고름과 같은 분비물이 생기게 되는 것으로 주의가 필요하다.

유방 재건에 사용하는 보형물을 주기적으로 교체해야 하는 것은 아니지만, 경과 관찰 및 정기 검진을 통해서 파열되는 등 문제가 발견된 보형물은 다른 보형물로 교체하거나 자가 조직을 이용하는 방법으로 재수술을 할 수 있다. 현재 사용되는 보형물은 표면이 매끈하고, 안정성이 높아 부작용이 덜하다고 알려져 있다.

자가 조직 재건은 아랫배, 등, 안쪽 허벅지, 엉덩이 등에서 조직을 얻어서 가슴으로 옮기는 방법이다. 자가 조직 재건은 일단 성공하게 되면 모양과 촉감이 매우 자연스럽고 체형의 변화를 따라 가슴도 함께 변하므로 시간이 지날수록 만족도가 높고, 환자 자신도 편하게 느낄 수 있다는 장점이 있다.

가장 흔히 이용되는 방법은 아랫배를 이용하는 것이다. 아랫배를 이용하는 방법은 재건 수술 시간만 최소 5~7시간 이상 소요되며, 난이도가 높은 수술에 속한다. 일반적으로 배꼽 아래쪽에 40~50cm 길이의 긴 가로 흉터가 남게 되며, 수술 후 매우 드물게 탈장이 발생할 수도 있는 것으로 알려져 있다. 가슴으로 옮겨진 뱃살에 혈류가 통하도록 하기 위해서는 뱃살의 작은 혈관과 가슴의 작은 혈관을 현미경을 이용하여 연결해야 한다. 그런데 이 혈관이 막히게 되면, 옮긴 뱃살 전체에 혈액 공급과 순환에 문제가 생겨서 수술이 실패하게 된다.

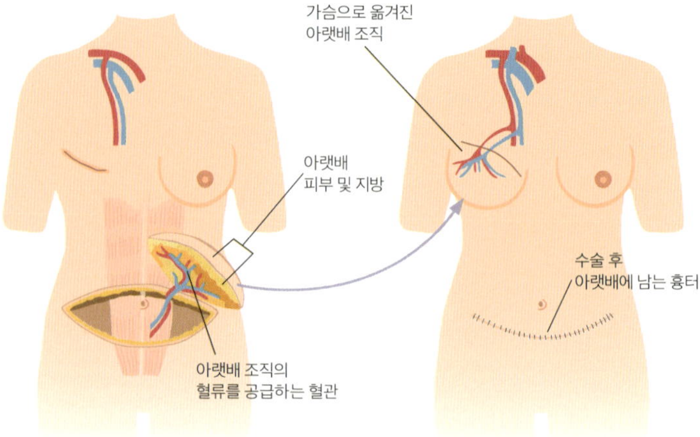

[그림 5-1] 아랫배 조직을 이용한 자가 조직 유방재건술

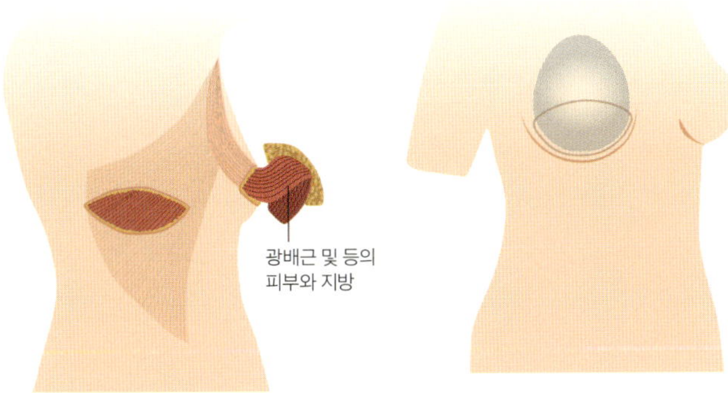

[그림 5-2] 등 조직을 이용한 자가 조직 유방재건술

일반적으로 이런 일이 일어날 확률은 1~3% 정도라고 알려져 있다.

등살을 사용하는 재건술은 등 피부와 지방, 근육(광배근의 일부)을 사용하여 유방을 만드는 방법이다. 비교적 쉽게 자연스러운 유방을 만들 수 있지만, 등의 피부 지방과 근육에서 사용할 수 있는 조직의 양이 한정되어 있기 때문에 유방의 크기가 크다면 등의 피부와 지방, 근육만으로 유방 모양을 재건하기 어렵다. 이런 경우, 등 조직과 보형물 삽입을 동시에 고려할 수 있다. 등살을 이용한 재건은 공여부인 등에 조직액이 고이는 장액종이 발생할 수 있는데, 퇴원 후 외래에서 고인 조직액의 흡인을 시행할 수 있다.

유방재건술의 단계

유방 재건이 한 번에 끝나는 경우도 있고, 두 단계로 시행해야 하는

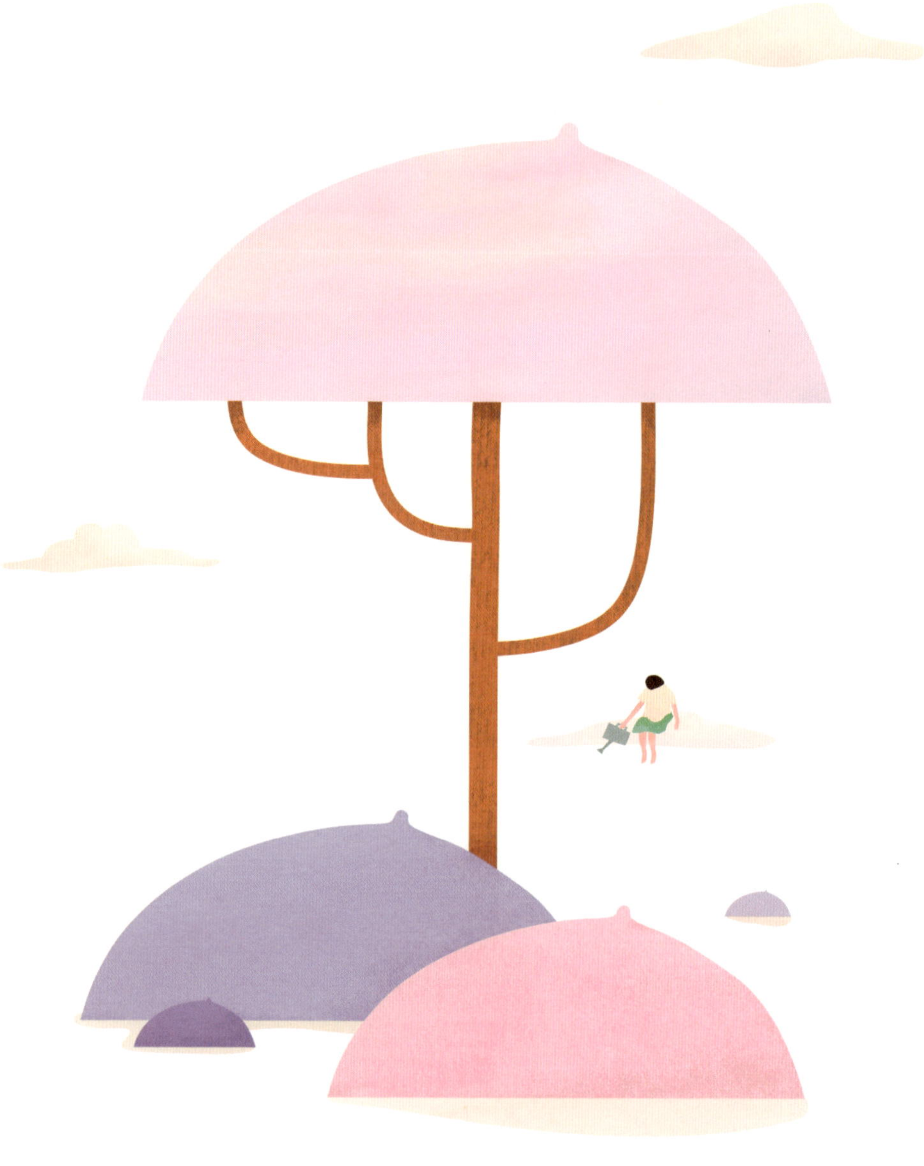

경우도 있다. 한 단계 재건은 말 그대로 유방외과 수술 후 보형물이건 자가 조직이건 한 번의 수술로 유방의 형태를 만드는 경우다.

두 단계로 시행하는 경우는 다음과 같다. 먼저, 보형물 재건을 시행하고자 할 때 유방외과에서 전절제술 시 피부 절제량이 많아서 보형물이 들어갈 공간이 부족하게 되거나, 남은 피부의 혈류가 좋지 않거나, 반대편 유방도 확대하기 원하는 경우에는 한 번에 유방 재건을 하지 않고, 일단 조직 확장기를 삽입하게 된다. 조직 확장기는 바람 빠진 풍선과 유사한 기구로, 삽입 후 성형외과 외래에서 이 기구에 조금씩 물을 넣어서 피부를 늘리게 된다. 최소 3~4개월 후, 피부가 충분히 늘어난 후에 다시 성형외과로 입원하여 전신 마취를 하여 확장기를 제거하고 최종 보형물을 넣는 두 단계 수술을 시행하게 된다.

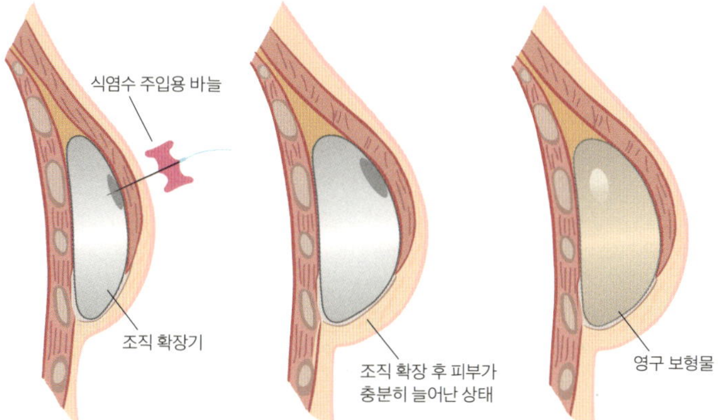

[그림 5-3] 인공 보형물을 이용한 유방재건술

조직 확장기를 사용하여 피부를 늘리고 보형물을 삽입

이 외에도 자가 조직 재건에서 수술 후 방사선 치료가 예정되어 있을 때, 자가 조직의 방사선에 의한 손상을 최소화하기 위해 먼저 조직 확장기를 넣고, 방사선 치료 후에 2차 수술로 자가 조직을 이용한 재건을 시행하기도 한다.

로봇 수술

로봇 수술은 수술 의사가 로봇을 조작하여 로봇팔로 수술을 시행하는 방법으로 좁은 공간에서 좀 더 좋은 시야로 정확한 수술을 시행할 수 있다. 기존의 방법에서는 유두 주위에 약 10cm 정도의 일자 흉터가 남는 데 비해, 로봇 수술로 유방절제술을 받을 경우는 가슴 옆쪽 부위에 짧은 세로 흉터만 남게 되어 정면으로 보았을 때는 가슴에 흉

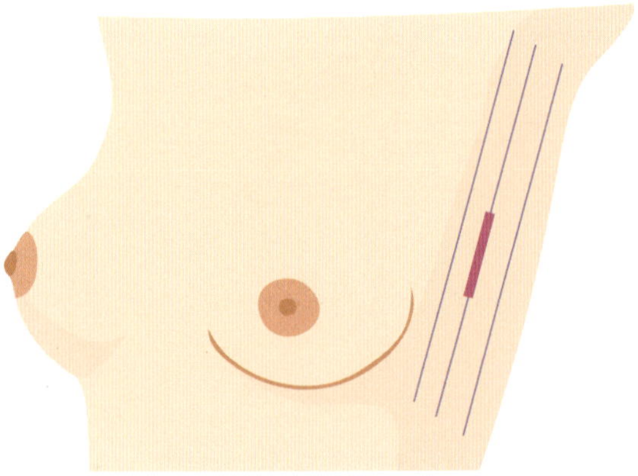

[그림 5-4] 로봇을 이용한 유방재건술

터가 없다는 장점도 있다. 또한 재건 후 모양이 자연스럽고, 기존 방법에서 종종 발생하는 유두 괴사도 상대적으로 적게 발생하는 것으로 알려져 있다. 로봇 수술로 유방절제술을 시행했을 때도 보형물이나 자가 조직을 이용한 재건이 모두 가능하다. 세브란스병원은 국내 최초로 로봇 재건 수술을 시도하여 성공한 바 있으며, 많은 경험을 축적하고 있다.

재건 수술 후 관리

보형물 재건의 경우, 식사와 가벼운 활동은 수술한 날 저녁부터 가능하다. 첫날은 마취약으로 인해 어지럼증, 울렁거림, 경미한 두통 등이 나타날 수 있으나 다음 날이면 대부분 통원 치료를 할 수 있을 정도로 회복된다. 자가 조직 재건의 경우, 수술 부위 안정을 위해서 하루 이틀쯤 침상에서 안정을 취하고 나서 수술 부위를 주의하면서 가벼운 활동을 시작할 수 있다. 수술 후 경과에 따라 통원 치료 일정을 결정한다.

평균적으로 수술한 지 4주 이후부터 수술 부위가 안정되면, 수술 이전에 즐기던 대부분의 운동을 포함한 일상생활이 점차로 가능해진다. 물론 수술 후 꾸준한 관찰과 신속한 진료가 중요하므로 수술 부위에 대한 정기 검진, 흉터 관리 등 장기간 주의 깊게 경과를 관찰해야 한다.

유방암 재건 수술 부위에 출혈 및 림프액 등이 고이는 것을 방지하기 위해 배액관을 삽입하는데, 일반적으로 유방재건술 후에는 배액관을 유지한 채로 퇴원한다. 다음 외래 때까지 집에서 배액량을 측정해 기록지에 적어서 가져온다. 하루에 나오는 배액량이 약 20~50cc 미만으로 줄어들면 배액관을 제거한다. 배액관 제거 후 수술 부위에 배액물이 고여(장액종) 부종과 불편감이 생길 수 있다. 이런 증상이 생기면 외래에 방문하여 주삿바늘로 고인 배액물을 제거하는 처치를 받는다.

수술한 상처의 봉합실(실밥)은 수술 1~2주 후 외래에서 제거한다. 퇴원 후에는 상처가 덧나지 않도록 조심하고, 드물게 상처에 부종, 발적, 열감, 화농성 배액물(고름) 등이 생길 수 있는데 이때는 즉시 병원을 방문한다.

유방의 대칭을 위한 보조 수술

재건된 유방의 모양이 자연스럽지 못한 경우 지방흡입술 등 보조 수술을 통해 유방 모양의 국소적인 교정을 하기도 한다. 쇄골 아래나 유방 안쪽이 함몰되었을 때는 지방 이식을 하고, 유방 밑주름의 높이가 다를 때는 주름을 다시 만들어 주는 식이다.

평소 큰 가슴이 고민이었던 경우, 유방축소술 방법을 적용하여 암 치료를 하면서 가슴 크기도 줄일 수 있다. 유방축소술은 피부와 유방 조직 일부를 절제하여 가슴 크기를 줄이고 덜 처진 형태로 바꾸는 수술이다. 만약, 현재 암 조직의 위치나 크기가 적당하다면 유방 축소를 하면서 동시에 암 조직을 없앨 수도 있다. 이 경우, 암으로 진단받은 쪽은 외과에서 먼저 암 조직을 절제한 후 성형외과에서 추가로 절제를 하여 적당한 크기의 가슴을 만들고, 정상 유방은 일반적인 가슴 축소술을 시행하게 된다.

평소 유방이 작아 고민이었던 경우, 1차 수술에서는 유방전절제술과 함께 수술 부위에 조직 확장기를 넣고, 외래에서 조직을 점차로 확장하고, 2차 수술에서 가슴 확대를 시행할 수도 있다. 2차 수술은 성형외과로 입원하여 전신 마취하에 확장기를 빼고, 보형물을 삽입하게 되며, 반대편 가슴은 재건된 가슴의 형태와 부피에 맞춰서 약간 작은 크기의 보형물을 삽입하여 대칭을 맞추게 된다.

유두 재건과 문신

이렇게 유방의 형태가 만들어지고 난 후, 유륜과 유두가 없는 환자의 경우에는 유방 재건 후 보통 3개월 이상의 간격을 두고 유두를 먼저 만들게 된다. 이 수술은 일반적으로 간단하게 수술 부위에 마취 주사만 놓고 시행한다.

수술 시간은 한 시간이 안 걸리며, 1~2주 후 실밥을 뽑으면 유두가 완성된다. 유두를 만들고 보통 3개월 이상 지났을 때 유륜 문신을

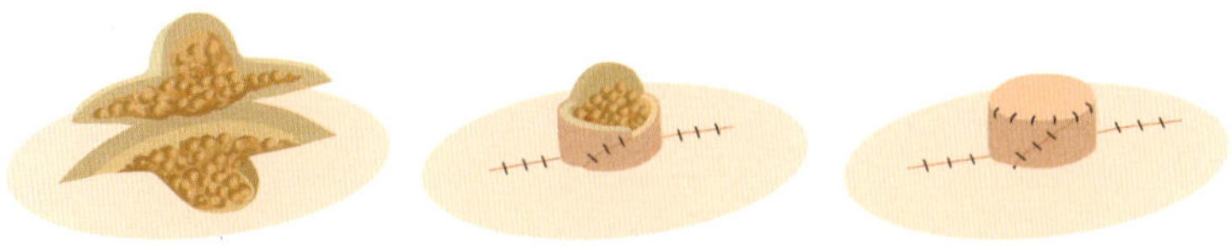

1 2 3

[그림 5-5] 유두재건술

하게 된다. 문신은 수술방이 아니라 외래에서 15분 내외로 간편히 시행할 수 있으며, 이후에 외래 치료도 특별히 필요하지 않다.

유방 재건과 항암 방사선 치료

유방 재건 후 방사선 치료를 받게 되는 경우, 암의 치료적 측면에서 문제는 없으나 방사선 치료가 유방 재건의 결과에는 다소 부정적인 영향을 미칠 수 있다. 보형물 재건의 경우 구형 구축의 빈도가 증가하여 비대칭 가능성이 다소 증가하게 된다. 자가 조직 재건의 경우 방사선 치료를 받으면 그렇지 않았을 때보다 모양이나 촉감이 덜 자연스러울 수 있다. 마찬가지로 유방재건술 후에도 보조 항암요법을 병행할 수 있다. 항암제 종류나 환자 컨디션에 따라 치료 중 재건 부위에 미열이나 발적 등이 생기기도 하는데, 대부분 해당 과 주치의와 협조하여 암 치료에는 지장이 없도록 하고 있다.

항암 및 방사선 치료는 암의 완치를 위해 반드시 필요한 것이고, 최근 치료 기술이 발달하여 과거보다 부작용이 많이 줄어들었다. 그러므로 주치의의 권고를 따라 치료를 진행하면서 재건된 유방의 경과를 확인할 수 있다.

환자에게 자존감과 안정감을 선사하는 유방 재건 수술

유방 재건 수술은 환자에게 유방 재건을 통해 신체에 대한 자존감과 심리적 안정감을 주고, 몸의 균형을 유지하여 근골격계의 부담을 줄임으로써 삶의 질을 높여 주는 중요한 수술이다. 이에 유방암 수술과 유방 재건 수술은 분리해서 생각할 것이 아니라 함께 고려되어야 하는 수술이라는 생각이 점점 더 힘을 얻고 있다.

06

방사선 치료가 필요한 유방암의 치료 과정

장지석 연세암병원 유방암센터 교수(방사선종양학과)

방사선 치료(Radiotherapy or Radiation Therapy)는 암세포를 죽이고, 종양을 줄이거나 없애기 위하여 고에너지 방사선을 사용하는 치료법이다. 유방암에서 방사선 치료의 목적은 수술로 암을 제거한 후에는 절개한 주변부(Tumor bed), 남아 있는 피부와 유방 조직, 또는 유방 주변 림프절에 혹시 남아 있을지 모르는 암세포를 사멸하여 국소 재발의 위험을 예방하는 것이다. 이 외에 수술적 절제가 어려운 경우 종양을 제거하는 데 사용되기도 하며, 전이성 유방암에서 전이성 병변으로 인해 유발된 증상을 없애고 삶의 질을 높이기 위해 사용되기도 한다.

지난 수십 년 동안 과학기술 발전의 수혜를 입은 방사선 치료는 해마다 발전하여, 뛰어난 치료 효과를 유지하며 부작용도 줄이고, 편의성까지 높여 가고 있다.

방사선 치료의 작용 원리

방사선 치료는 암세포의 DNA를 손상시키기 위해 특수하게 생성된 고에너지 X선 또는 입자선을 사용한다. 암세포의 DNA가 손상된다면, 더 이상 세포분열을 할 수 없게 되어 그 암세포는 죽게 된다. 방사선 치료는 치료 부위의 건강한 정상 세포와 숨어 있는 암세포 모두에게 손상을 주지만, 방사선은 정상 세포보다 암세포에 더 큰 영향을 준다. 암세포는 정상 세포보다 빠르게 성장하고 분열하며, 또한 구조적으로 불안정하여 방사선에 의한 손상을 수리하지 못하고 쉽게 파괴되지만, 정상 세포는 자가 수리하여 치료를 견디고 후유증 없이 회복하게 된다.

유방암에서 방사선 치료는 일부 유방, 전체 유방 부위, 주변 림프절(예: 겨드랑이 림프절, 내유 림프절, 쇄골 상/하부 림프절)을 포함하여 치료할 수 있고, 전이암에서는 유방 이외의 다른 부위(예: 뼈 전이, 뇌 전이, 림프절 전이 등)를 타깃으로 할 수도 있다.

방사선 치료는 환자가 최대한의 치료 및 재발 예방 효과를 얻고, 부작용을 경험하지 않도록 (또는 적게 경험하도록) 신중하게 계획한다.

방사선 치료의 종류

방사선 치료는 크게 보아서 외부방사선 치료(External Beam Radiation Therapy)와 내부방사선 치료(Brachytherapy), 수술 중 내부방사선 치료

(Intraoperative Radiation Therapy)의 두 가지로 분류된다.

외부방사선 치료(External Beam Radiation Therapy)

외부방사선 치료는 유방암에서 가장 일반적인 방사선 치료 방법으로, 선형가속기라는 큰 기계를 사용하여 고에너지 X선 방사선을 원하는 타깃에 집중하여 조사하는 방법이다.

전체 유방 방사선 치료(Whole Breast Irradiation)

지난 수 세기 동안 유방암 수술 후 외부방사선 치료는 하루 한 번, 1회 내원 시 30분 미만, 매주 5일에 걸쳐 보통 5~7주 동안 진행되었다(통상 분할, conventional fractionation). 그레이(Gray)는 방사선 치료 선량을 측정하는 단위로(1Gy는 100cGy 또는 100rads로 표기될 수 있음), 5주 치료 일정이 있었다면 5주 동안 주어진 총 선량은 보통 45~50Gy(Gray)였다(1회 치료 시 조사 선량은 1.8~2.0Gy).

하지만 유방암세포는 다른 암세포와 달리 1회 선량이 높을수록 치료 효과가 높다는 생물학적인 연구 결과를 토대로 1회 치료 선량을 높이고, 치료 횟수를 줄여 전체 선량을 줄이는 방사선 치료 일정들이 개발되었다(소분할 또는 저분할 요법, hypofractionation). 이에 2017년 미국 국립종합암네트워크(National Comprehensive Cancer Network, NCCN)에서는 치료 지침을 업데이트하여 저분할 요법이 전체 유방 방사선 치료의 표준치료가 되어야 한다고 발표했고, 2018년 미국 방사선종양학회 역시

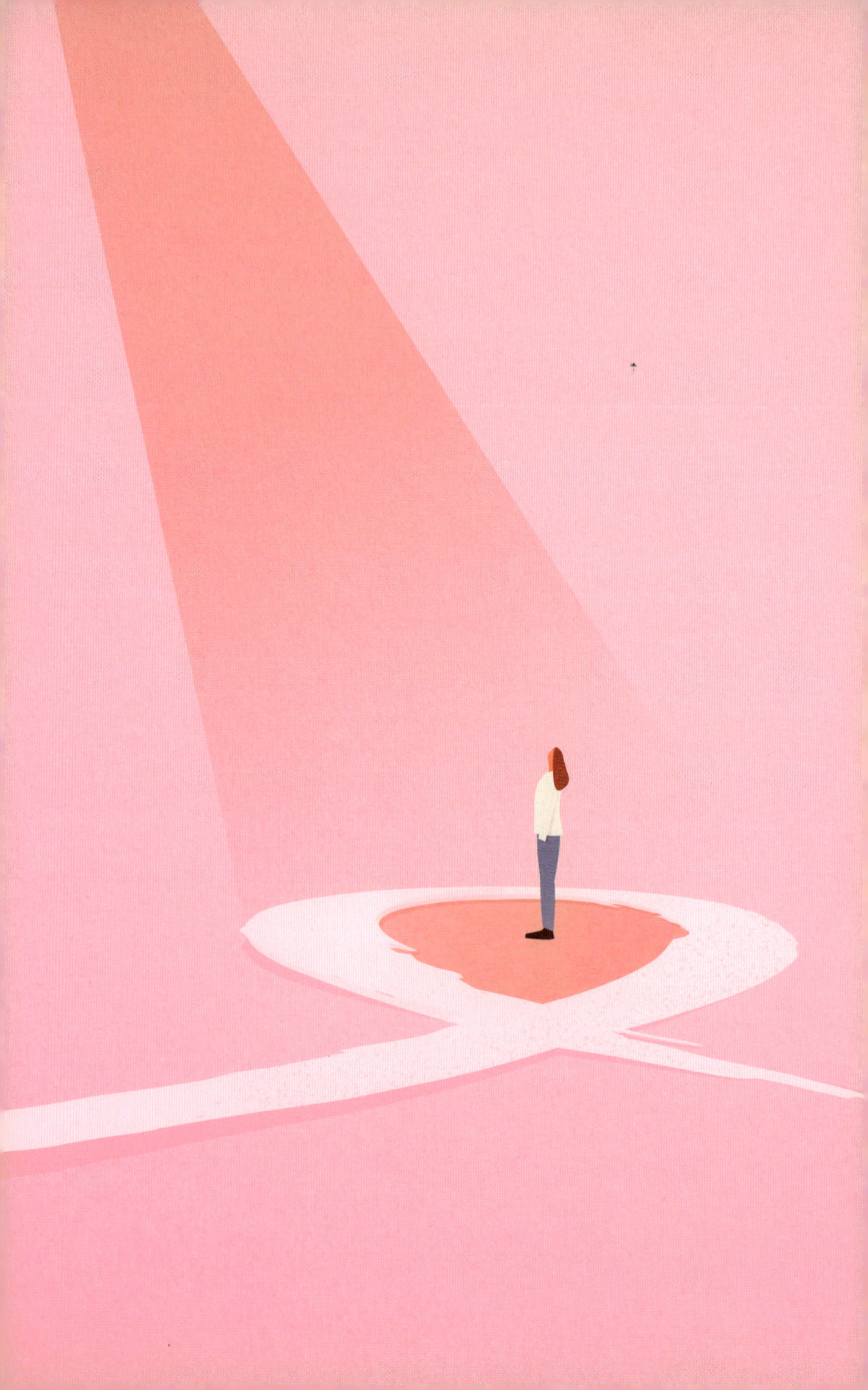

동일한 내용의 진료 가이드라인을 발표했다. 현재 전 세계적으로 가장 많이 사용되는 치료 일정은 총 선량 40Gy를 15회/3주에 주는 방법 또는 42.5Gy를 16회/3.1주에 주는 방법이다.

이후에 1회 선량을 더 높이고, 치료 횟수를 더 줄이고 전체 선량도 줄이는 초저분할 방사선 치료 일정이 개발되었고, 2020년 영국과 유럽을 시작으로 많은 국가에서 표준치료 중 하나로 인정받고 있다(ultra-hypofractionation). 치료 일정은 총 선량 26Gy를 5회/1주에 주는 방법이다. 물론 어떤 조사 일정을 사용하더라도 전체 유방 방사선 조사 후 종종 절개 부위 주변에 추가 방사선 조사가 이어질 수 있다.

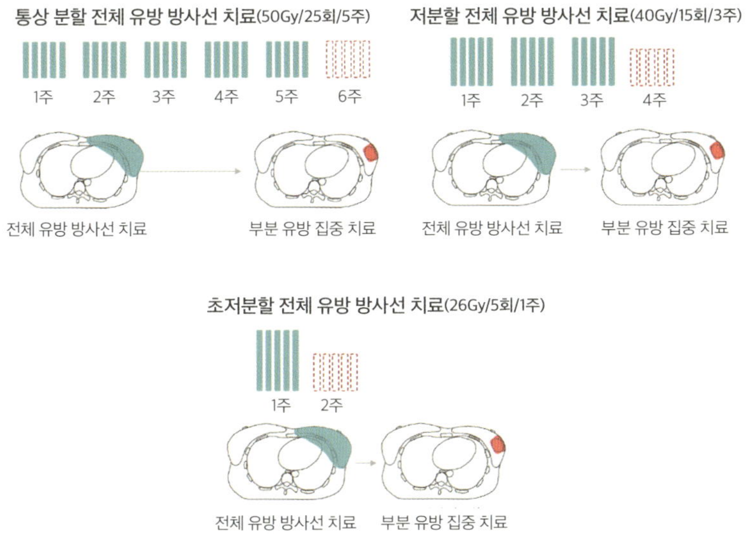

[그림 6-1] 통상 분할, 저분할, 초저분할 전체 유방 방사선 치료

림프절 + 전체 유방 방사선 치료(Regional Nodal Irradiation)

① 수술 후 절제한 겨드랑이 림프절에서 암세포의 전이가 확인되거나, ② 선행 항암 전 시행한 영상 검사(초음파, CT, MRI 또는 PET-CT)에서 겨드랑이 림프절의 전이가 의심되는 경우 또는 ③ 림프절 전이는 없지만 림프절 전이의 위험이 높다고 임상적으로 판단되는 경우, 전체 유방과 더불어 주변 임파선을 포함하여 치료하게 된다. 주변 임파선에는 겨드랑이 림프절 1, 2, 3구역, 쇄골 상/하 림프절, 내유 림프절 등이 있으며 임상적 상황을 고려하여 주변 모든 임파선을 포함하여 치료하기도 하고, 일부만 선택적으로 치료하기도 한다. 주변 림프절을 포함하는 경우 전체 유방 방사선 치료에 비하여 재발 예방 효과가 더 높을 수 있지만, 방사선 치료와 관련된 부작용의 위험도 높아질 수 있기

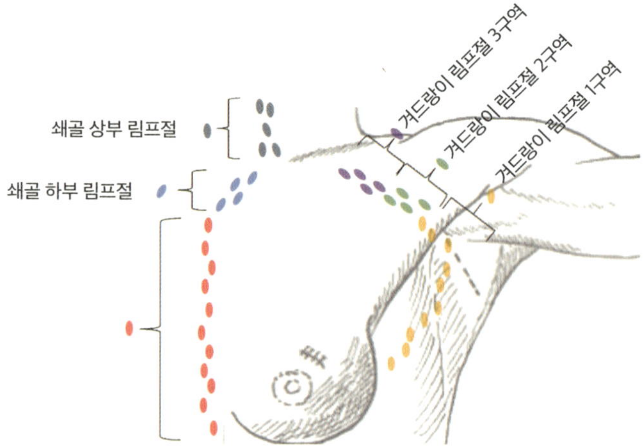

[그림 6-2] 영역 림프절 방사선 치료의 치료 범위

때문에 치료에 따른 위험편익비(risk benefit ratio)를 신중하게 평가하여 치료 범위와 방법이 결정된다.

방사선 집중 치료 요법(Boost Irradiation)

통상 분할, 저분할, 초저분할 가운데 어떤 방사선 일정을 받든지 환자는 방사선종양학과 전문의로부터 치료 일정이 끝날 때쯤 방사선 집중 치료 요법을 권장받을 수 있다. 이는 수술적 절제를 통해 유방암이 제거된 부위를 직접 타킷으로 하여 10~16Gy의 추가 선량을 5~8일간 추가적으로 조사하는 방법이다. 전체 유방 방사선 치료 기간 중 동시에 집중 치료를 진행하여 전체 유방 방사선 치료 일정이 끝날 때 집중 치료도 함께 끝날 수 있게 하는 동시 통합 집중 기법(Simultaneous

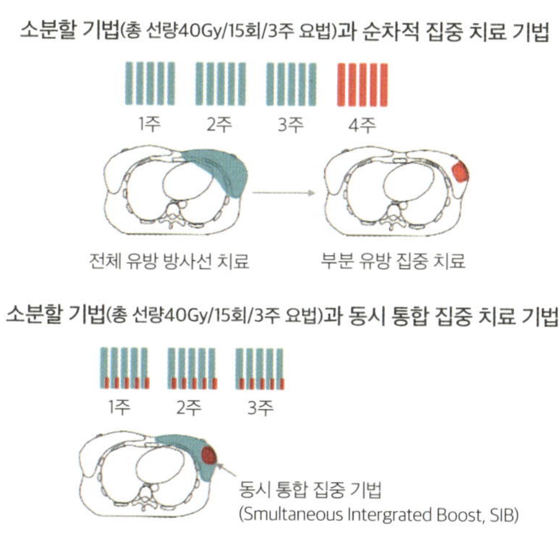

[그림 6-3] 집중 치료 기법의 종류(순차적 또는 동시 통합 기법)

Integrated Boost) 또한 개발되어 널리 쓰이고 있는데, 이는 치료 기간을 늘리지 않는 장점이 있다.

가속 부분 유방 방사선 치료(Accelerated Partial Breast Irradiation)

조기 유방암 환자 가운데 일부는 가속화된 부분 유방 방사선 치료를 전체 유방 방사선 치료 대신 고려할 수 있다. 조기 유방암 중 일부의 경우에는 암세포가 수술 부위 근처에만 숨어 있기 때문에 전체 유방을 모두 치료하는 게 아니라 암이 있던 유방 부위 근처에만 조사함으로써 단기간에 치료를 끝낼 뿐 아니라 부작용도 상대적으로 더 줄일 수 있다는 장점이 있다.

다양한 부분 유방 방사선 치료 일정들이 개발되어 왔는데, 현재

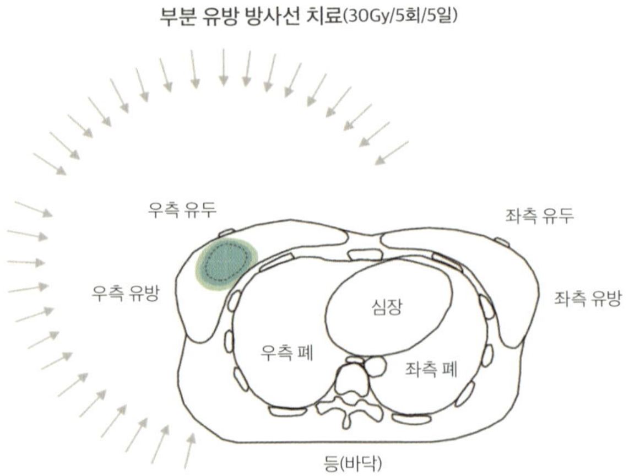

[그림 6-4] 부분 유방 조사 컴퓨터 단층활영(CT) 모식도
우측 유방암으로 수술 후 수술 부위 주변에 조사되는 부분 유방 조사

가장 많이 사용되는 치료 일정은 총 선량 30Gy를 5회/5일에 주는 방법이다. 다만 부분 유방 방사선 치료는 유방암이 진단된 모든 사람에게 적합하지는 않다. 예를 들어 BRCA 돌연변이가 없는 50세 이상의 여성으로 호르몬 수용체 양성 유방암이 진단되고 종양의 크기가 2cm 이하로 작으며, 충분한 절제연을 확보하여 완전 절제가 이루어지고, 주변 미세혈관 또는 림프체계, 림프절에 모두 암세포가 발견되지 않는 경우 전체 유방 방사선 치료의 좋은 대안으로 고려할 수 있다.

양성자 치료(Proton Beam Therapy)

양성자 치료는 외부방사선 치료의 일종으로 X선을 이용하는 앞선 치료들과 달리 양전하를 띠는 입자를 가속하여 조사하는 입자 치료의 종류이다. X선은 목표물을 맞히기 전후로도 일정량의 에너지를 방출하는 반면, 양성자는 특정 거리를 이동한 후에만 에너지를 방출하기 때문에 브래그 피크(Bragg Peak) 조사 부위 근처의 정상 조직과 정상 세포에 방사선 노출을 줄임으로써 부작용을 줄일 수 있으리라고 생각하고 있다. 현재 일부 재치료 환자, 또는 특수한 상황에서 고려되고 있다. 하지만 유방암에서 양성자 치료는 실제 환자를 대상으로 한 임상 연구에서 X선에 비하여 효용성이 입증되지 않았으며, 여전히 연구 중이기 때문에 결과가 발표되기 전까지는 일반적인 수술 후 방사선 치료 시에는 임상 시험을 통해서만 제공할 것을 권고하고 있다.

중입자 치료(Carbon Ion Therapy)

중입자 치료도 앞에서 설명한 양성자 치료와 마찬가지로 특정 거리를 이동한 후에만 에너지를 방출하는 브래그 피크의 성질을 가지고 있지만, 양성자보다 12배 무거운 탄소 이온을 가속하여 조사하기 때문에 방사선의 파괴력도 커질 것이라고 생각하고 있다. 국내에서는 연세의료원에서 2012년 검토를 시작해, 2023년 국내 최초로 중입자 치료를 시작하였다. 양성자 치료와 마찬가지로 일반적인 수술 후 방사선 치료 시에는 임상 시험을 통해서 제공할 것을 권고하고 있고, 국외에서는 2014년부터 유방암 환자를 대상으로 한 전향적 임상 연구들이 진행되고 좋은 초기 결과들을 보이고 있으므로, 앞으로 더 많은 중입자 임상 연구가 열려 유방암에서의 역할이 정립될 것으로 기대하고 있다.

수술 중 방사선 치료(Intraoperative Radiotherapy)

작은 방사성 물질을 암에 가깝게 또는 그 주변에 직접 넣어 치료하는 방법을 브라키테라피 또는 내부방사선 치료라고 하며, 유방암 제거 수술 중 수술장에서 방사선을 내는 특별한 장치(저에너지 X선 또는 전자선)를 이용하여 직접 암이 제거된 부위 주변에 방사선을 조사하는 방법을 수술 중 방사선 치료(IORT)라고 한다. 현재 국내에서는 강남세브란스병원에서 도입하여 치료를 시작하였다. 수술 중 방사선 치료는 부분 유방 방사선 치료의 한 형태로 쓰이거나 또는 방사선 집중 치료

요법의 한 형태로 쓰이고 있지만, 수술 중 방사선 치료 단독 요법에 대해서는 치료 효과 및 부작용에 대한 논란이 있기 때문에 미국 국립종합암네트워크(NCCN) 및 미국 방사선종양학회에서는 임상 시험을 통해서만 제공할 것을 권고하고 있다.

방사선, 두려워하지 말자

다양한 암 치료에 방사선이 사용되고 있음에도 '방사선'이라고 하면 여전히 '인체에 해롭다'는 이미지를 떠올린다. 그러나 의료 목적의 방사선은 목표로 하는 종양 또는 암세포가 있는 고위험 지역에만 쏘여져서 에너지를 전달 후 잔류 방사선은 신체에 남지 않기 때문에 두려워할 필요가 없다.

방사선 치료는 치료 중 어떠한 느낌이나 통증을 느끼지 않고 짧은 시간에 끝나기 때문에 매우 안전한 치료법이다. 또 치료가 끝난 이후에 귀가 후 일상생활에 어떠한 제약도 필요가 없다. 방사선 치료는 수술 부위의 상처가 회복된 후 일반적으로 수술 후 6~20주 이내에 시작하게 된다. 이때 빨리 시작하는 것이 더 좋지도 않고, 20주 이내라면 늦게 시작하는 것이 더 나쁘지도 않다. 물론 20주 이상 너무 늦게 시작하는 것은 치료 효과를 떨어뜨리는 것으로 알려져 있다. 항암 치료를 할 때는 항암 치료가 끝난 후 방사선 치료를 시작하게 된다.

방사선 치료 계획(Simulation)

외부방사선 치료는 수술 부위 및 환자 개개인의 해부학적 구조와 위치에 맞게 정확한 설계가 이루어져야 하는데, 부작용을 최대한 줄이기 위해 주의 깊고 신중하게 계획하게 된다.

첫 번째 단계는 시뮬레이션 또는 방사선 치료 계획으로 실제 방사선은 조사되지 않는 연습 세션이다. 이 단계에서 환자는 CT 또는 MRI 촬영을 하게 되는데, 일반적인 촬영과 다른 점은 치료 시 재현성과 정확성을 확보하기 위해 피부 표면에 기준 좌표를 설정하는 작업을 하게 되고, 방사선 빔의 각도가 최적화될 수 있게 환자 개개인에 따른 고정기구를 적용한다는 것이다. 심장 및 폐의 정상 장기의 추가적인 보호가 필요한 경우 호흡조절 기법이 적용되기도 한다. 이러한 작업은 앞으로 치료 설계를 고도화하는 데 매우 중요하기 때문에 때로는 1시간까지 걸릴 수 있다.

가장 흔하게 사용하는 고정장치는 등을 바닥에 대고 하늘을 보

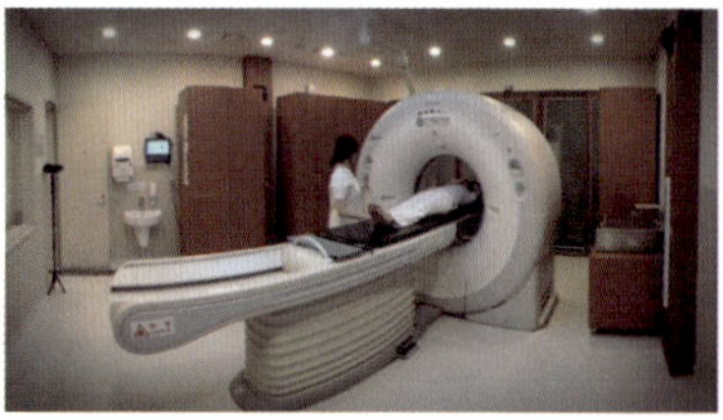
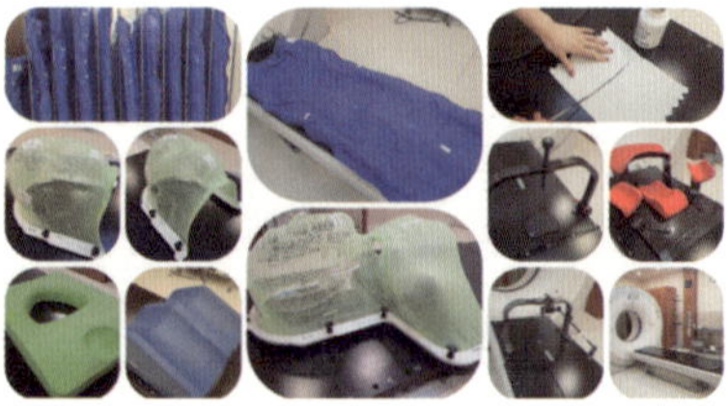

[그림 6-5] (왼쪽) 시뮬레이션 CT 영상 촬영 모습, (오른쪽) 다양한 고정기구 장치들

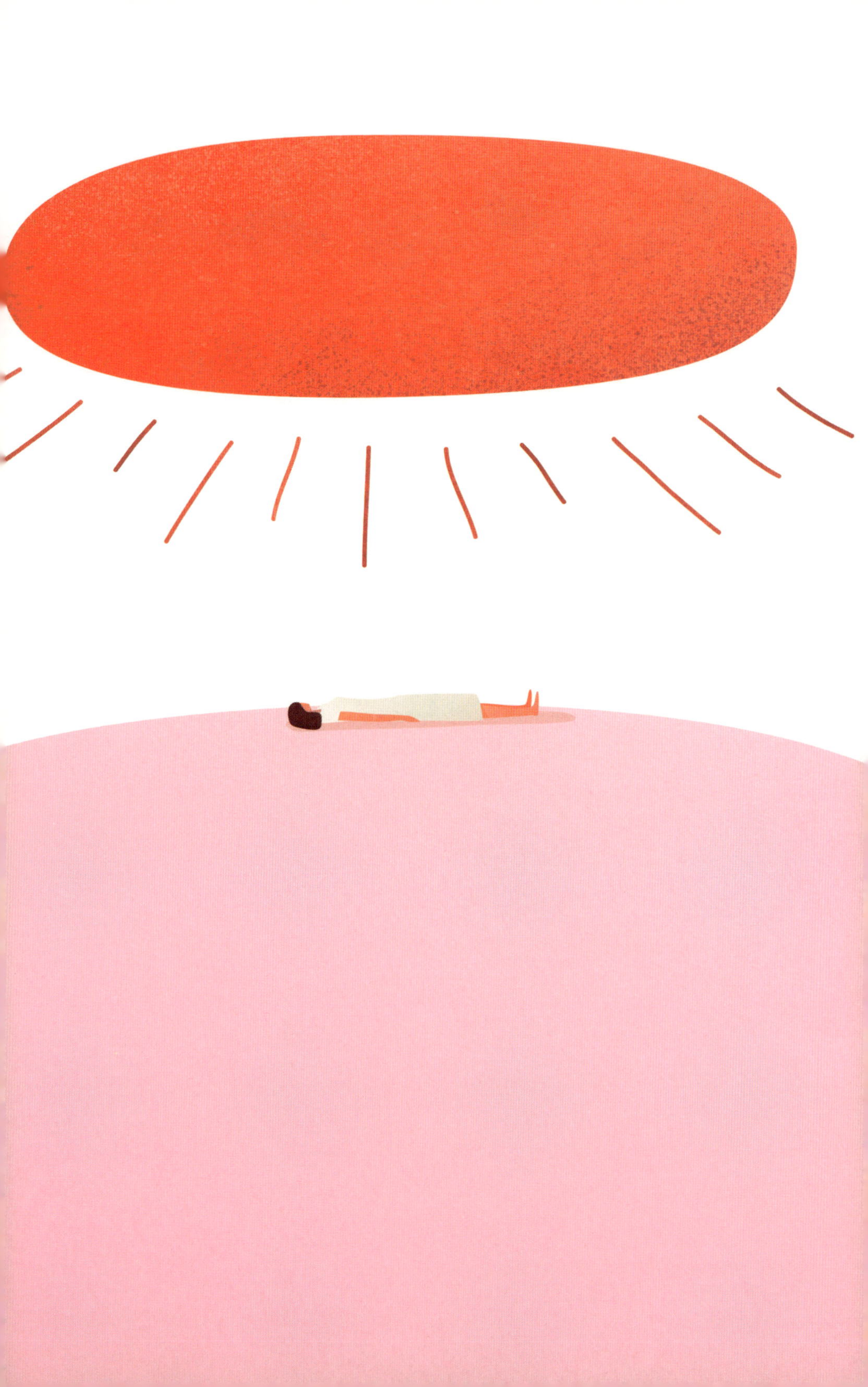

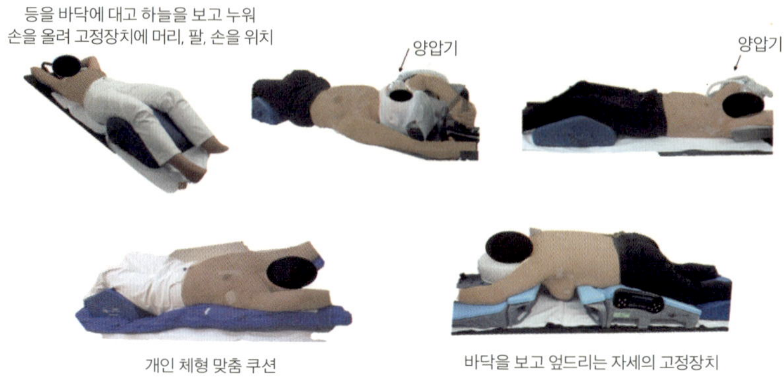

[그림 6-6] 다양한 방사선 치료 설계(Simulation) **자세 및 고정기구**(Immobilization)

고 누워 손을 올려 고정장치에 머리, 팔, 손을 위치하는 것이며, 이 외에도 개인 체형에 맞게 만드는 맞춤 쿠션, 바닥을 보고 엎드리는 자세의 고정장치 등 환자의 체형 및 치료 목적에 따라 결정되게 된다.

특별한 호흡조절 지침을 받게 되는 경우 가장 흔한 방법은 양압기(CPAP)를 이용한 방법으로, 환자는 마스크를 쓰고 점진적으로 높인 양압 상태에 적응한 후 얕은 호흡을 하도록 교육을 받는다. 이 상태로 호흡을 하면, 폐는 팽창하고, 심장은 심부 쪽 또는 하부로 위치가 이동하게 되어 방사선 조사에서 멀어지게 된다. 다음으로 흔하게 쓰는 방법은 깊은들숨호흡법(Deep Inspirational Breathing Hold, DIBH)으로 호흡을 깊게 들이마신 상태에서 일정 시간(약 30초) 정지시켜 CT 영상을 획득하거나 방사선 치료를 조사하는 방법이다. 30초마다 방사선 조사를 멈추게 되며 일정 시간(30~60초) 휴식을 취한 후 다시 30초 깊은

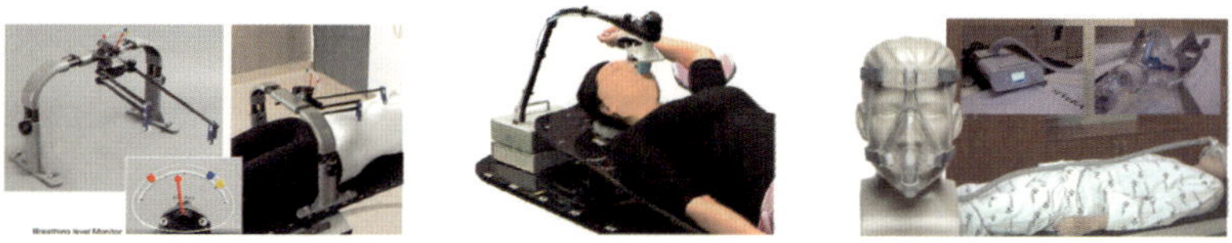

[그림 6-7] 다양한 호흡조절 기법

들숨을 하고 호흡을 정지하는 과정을 반복한다. 그 외에도 적극적인 호흡조절 장치(Active Breathing Control, ABC)를 이용하거나, 금침 및 종양 추적 시스템(Tumor Tracking System)을 이용한 실시간 시간 동조(Real-time Synchronization) 기법을 사용할 수도 있다.

모든 치료 설계가 끝난 이후에는 녹색 또는 파란색 배경 앞에서 선 채로 치료 영역(예를 들어, 유방)의 사진을 찍게 된다. 수술 부위 또는 병변 부위의 사진은 의무기록 시스템에 저장되어 있어서 치료 타깃(치료를 받게 될 부위와 피해야 할 부위를 결정하는 작업)을 설정하는 데 필요하다. 경우에 따라서 주근깨보다 크지 않은 작은 문신을 몸에 표시하거나 지워지는 잉크로 선을 그리기도 한다. 이러한 문신은 매번 치료를 받을 때마다 치료실에서 동일한 자세와 위치로 환자의 치료 부위를 정렬하는 데 도움을 주는 가이드 역할을 한다. 이 과정이 끝나면 환자는 귀가하여 실제 치료 시작일을 안내받는다.

방사선 치료 계획-도식화 및 방사선 설계(Contouring and Planning)

환자가 시뮬레이션 단계의 CT 영상을 촬영하고 귀가한 이후에 의료진은 본격적인 방사선 치료 계획을 세운다. 수백 장의 CT 영상에 치료를 받게 될 부위와 피해야 할 부위를 결정하여 경계선을 그리는 구획화 작업을 하는데, 이 과정에서는 진단 시부터 찍은 의료 영상(초음파, CT, MRI 등), 수술 소견, 병리 기록, 시뮬레이션할 때 촬영한 수술 부위 사진 등을 종합적으로 고려한다. 피해야 할 부위는 대표적으로 심장, 폐, 갑상선, 식도 등이며 환자마다 해부학적 변이를 파악하여 2차원, 3차원으로 재구성하게 된다.

구획화 과정이 끝난 이후 의료진은 각 타깃마다 선량 목표와 피해야 할 구조의 허용 목표를 설정하여 3차원 방사선 치료 설계를 진행한다. 이때는 환자마다 가장 최선의 치료 설계를 찾는다.

마지막으로 시뮬레이션으로 완성된 치료 설계가 실제 방사선 치

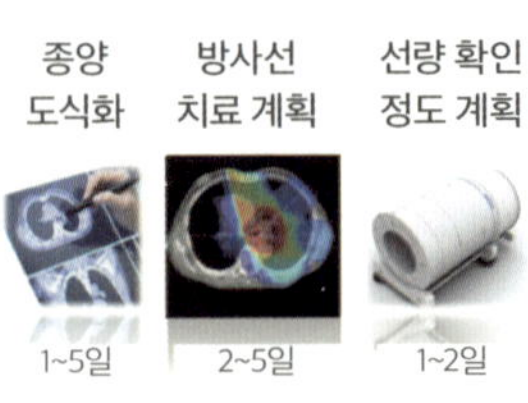

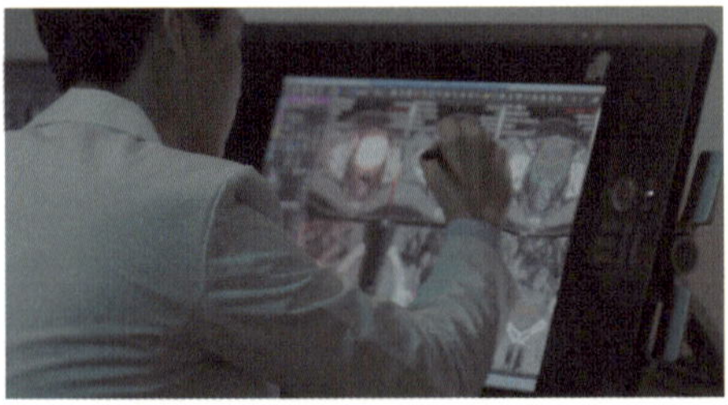

종양 도식화 모습(Target volume contouring)

[그림 6-8] 시뮬레이션 이후 치료 계획 과정(도식화, 선량 설계 및 정도 관리)

료 기계에서 정확히 구현되는지 선량 확인 및 정도 관리 과정을 거친다. 이 과정을 완전히 통과해야 첫 치료 날짜가 결정되고, 환자에게 치료 시작일을 통보하게 된다. 설계 과정이 발전함에 따라 한 환자당 투입되는 시간 및 소프트웨어, 관련 전문 인력들이 늘어나고 있으며 간단한 설계는 보통 1주 내, 복잡한 설계는 평균 1~2주 이상 걸릴 수 있다.

세기조절 방사선 치료(Intensity Modulated Radiation Therapy, IMRT)

방사선 치료 계획 과정의 종류에는 2차원, 3차원, 세기조절 방식이 있으며 세기조절 방식 중에는 입체조형 치료(Volumetric Modulated Arc Therapy, VMAT)와 토모테라피(Helical Tomotherapy) 등이 있다. 벌사(VERSA)와 인피니티(Infinity)는 치료 기계의 상품명으로 입체조형 세기조절 방사선 치료와 영상 유도 장치가 모두 가능하여 유방암 방사선 치료에서 가장 많이 쓰이고 있다.

그 외에도 토모테라피, 엠알라이낙(MR 영상 유도 장치와 세기조절 방사선 치료가 가능한 장비로 강남세브란스 보유 중), 로보틱IMRT/사이버나이프(실시간

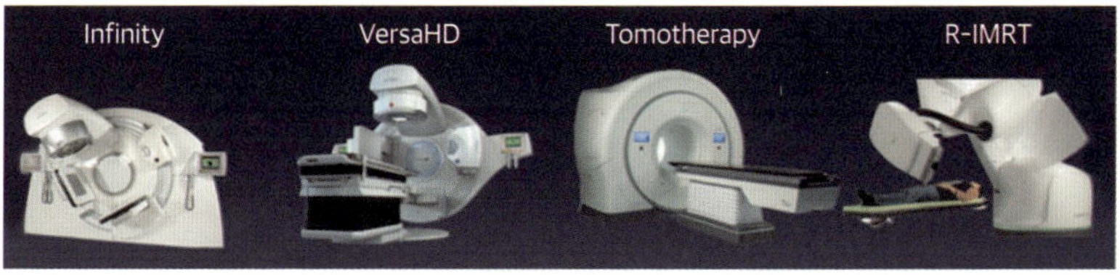

[그림 6-9] 다양한 세기조절 방사선 치료 기계

종양 추적 장치와 세기조절 방사선 치료가 가능한 장비로 연세암병원 보유 중) 등이 있다.

3차원 치료와 달리 IMRT는 다양한 각도와 강도로 방사선 빔을 조절하여 특정 치료 영역에 최적의 방사선량을 전달할 수 있는 능력이 있기 때문에 치료 부위에만 방사선을 전달하고, 정상 조직에는 최소한의 방사선을 전달하는 것이 가능하다. 고도로 발전된 컴퓨터 프로그램을 사용하여 환자마다 고유한 신체와 타깃 모양에 맞는 방사선 빔의 패턴과 강도를 찾기 때문에 유방암의 경우 타깃에 들어가는 선량을 최대한 균일하게 만들어 피부 부작용을 예방하는 목적과 폐/선량에 들어가는 선량을 최소한으로 줄이기 위해 사용된다. 그러나 모든 환자, 모든 상황에 IMRT가 적합한 것은 아니기 때문에 환자의 상태와 병의 양상 등 여러 요인을 고려하여 의료진이 가장 적합한 치료 방법을 결정하게 된다.

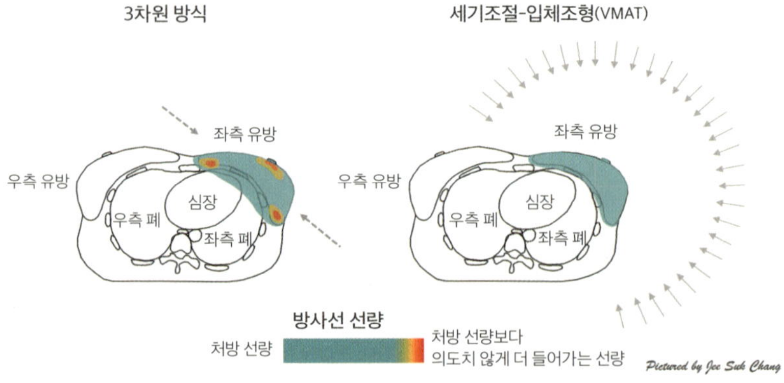

[그림 6-10] 3차원 방식과 세기조절-입체조형 방식의 선량 분포 차이

세기조절 방식은 치료 부위의 선량을 최대한 균일하게 만들어 피부 부작용 위험을 줄일 수 있다.

방사선 치료 당일

치료받으러 오기 직전 치료에 방해가 될 수 있으므로 로션이나 오일을 치료 부위에 바르지 않을 것을 권장한다.

치료 센터에 도착하여 접수하고 나면 환자복으로 갈아입게 되며, 치료에 방해가 되지 않게 모든 장신구는 제거한 다음에 치료실에 들어가야 한다.

치료실에 들어가서 치료실 받침대(Couch)에 눕는데, 시뮬레이션 때 했던 것과 동일한 고정장치와 자세(필요하다면 호흡조절 장치)를 취하고 편안한 상태가 될 때까지 기다린다.

치료 자세가 완료되면 모든 의료진은 조종실로 이동하여 화면을 보며 기계를 조종하고, 마이크를 통해 환자와 대화를 이어 간다.

치료 준비가 모두 완료되면 환자 개개인에 맞춰 준비한 치료 설계를 불러오고 환자의 치료 부분이 정확하게 설계와 정렬되어 있는지 확인하기 위해 기계 속에 있는 영상 유도 장치를 이용하여 특별한 CT 영상 사진(또는 X-ray 사진)을 찍는다. 이는 피부에 표시한 문신 또는 표식이 시간이 지남에 따라 변할 수 있기 때문에 치료가 정확하다는 것을 다시 한번 확실히 하기 위한 추가적인 단계이다. 이 과정에서는 실제 방사선이 조사되는 것이 아니다. 영상을 획득 후 미세한 위치 조절을 위해서 환자가 누운 받침대가 위/아래/좌우로 밀리미터 범위로 움직일 수도 있다. 또한 흔한 경우는 아니지만, 시뮬레이션을 진행했던 날과 비교하여 환자가 단기간에 급격히 살이나 부기가 찌거나, 빠지게 되면 준비된 치료 설계와 치료 당일 환자의 타깃이 정렬되지 않는 문제가 발생할 수 있다. 이 경우 의료진은 치료를 연기하고 재차 시뮬레이션을 진행하거나 원인에 따라 문제를 해결한 후 치료를 진행하기도 한다.

모든 준비가 끝나면 의료진은 치료를 시작하겠다는 안내와 함께, 방사선을 조사하게 된다. 방사선이 조사되는 동안 환자는 아무것도 느낄 수 없기 때문에 기계의 윙윙거리는 소리나 쿵쿵거리는 소리를 들으며 치료가 진행되고 있음을 알 수 있다. 치료가 작동하는 동안에 환자는 완전한 정지 상태를 유지하는 것이 가장 중요하다. 실제 방사선 조사는 수분 내외로 끝난다(단, 로보틱IMRT를 이용한 치료의 경우 실시간 종양 추적 시스템의 사용으로 치료 시간이 30분 내외가 될 수 있다).

방사선 치료가 끝나면

방사선 치료 중 의료진은 한 차례 이상의 정기 외래 진찰을 통해 환자에게 치료 과정을 설명하고, 부작용 여부를 살핀다. 치료 중 불편감을 느끼거나 부작용이 발생했다면 접수를 통해 의료진의 외래 진찰을 예약할 수 있다. 치료가 종료된 이후에도 질병의 정도, 환자의 상태, 치료의 난이도, 부작용의 추적관찰 필요 여부 등을 고려하여 의료진은 정기적인 추적관찰을 권고할 수 있으며, 유방암센터의 정기적인 추적관찰로 이를 대체하기도 한다. 하지만 추적관찰 중 불편감과 부작용이 생기거나 의료진의 진찰이 필요한 경우 방사선종양학과 접수를 통해 예약할 수 있다.

전이성 유방암의 방사선 치료

전이성 유방암에서 방사선 치료의 역할은 암으로 인한 통증 및 증상을 완화시키고, 발생 가능한 합병증을 예방하고, 삶의 질을 향상시키는 것이다. 전반적인 치료 준비 및 조사 과정은 앞에서 살펴본 유방암 치료와 비슷하지만 치료 부위와 치료의 목적, 치료의 강도는 개개인의 환자 상태에 따라 다르므로 의료진의 상담 및 진찰이 필요하다. 가장 많이 사용되는 치료 일정은 총 선량 8Gy/1회/1일, 20~25Gy/5회/5일, 24Gy/3회/3일 등이 있다.

경우에 따라 종양을 완전히 제거해야 하거나 통증을 완전히 완화시키기 위하여 체부정위 방사선 치료(Stereotactic Body Radiation Therapy, SBRT)를 사용하기도 한다. 1회에 조사하는 방사선 선량을 높이고(1회 선량 약 10~20Gy 이상) 1~5회 이내의 짧은 기간에 치료하여 종양에만 고선량(총 선량 약 30~60Gy 이상)을 조사하여 조사 부위의 완전 종양 사멸을 유도하는 방법으로 종양의 위치를 정확히 파악하는 특수 정위 장치와 세기조절 방식, 영상 유도 장치 등이 모두 사용되어 치료의 효과와 안전성을 동시에 확보하게 된다.

방사선 치료의 부작용

방사선 치료를 받고 난 후 발생할 수 있는 부작용에는 치료받는 가슴 부위 불편감(예를 들어, 부기), 피부 예민감(피부 붉어짐, 간지러움, 드물지만 벗겨짐), 전신 피곤감 등이 가장 흔하며 대부분 치료 종료 후 수주 또는 수개월 안에 자연적으로 호전된다. 단, 치료 일정, 치료 기법에 따라 부작용 발생 가능성이 달라지기 때문에 일반화할 수 없으며 담당 의료진의 판단을 대체할 수 없다.

치료 종료 수개월 또는 수년 후 발생할 수 있는 장기 후유증은 다음과 같다.

- 치료 부위 가슴 변형(예를 들면 가슴이 작아지거나 붓거나 반대편 가슴에 비하여 단단해짐을 주관적으로 또는 외관상 느낄 수 있다).
- 유방 재건 수술을 받은 경우에는 재건 수술의 회복을 방해할 수 있고, 재건 관련 합병증의 위험을 높일 수 있다.
- 치료 부위의 가슴으로 추후 모유 수유가 잘 안 될 수도 있다.
- 겨드랑이 림프절을 포함하여 방사선 치료를 받은 경우 림프부종 발생 위험을 높일 수 있으며, 매우 드물게 상완 신경총 손상이 생겨 팔 저림, 통증이 생길 수도 있다.
- 매우 드물게 치료받은 부위(특히 집중 치료받은 부위 근처)의 갈비뼈를 약화시켜 미세 갈비뼈 골절이 발생하여 통증이 발생하거나 전이로 오인될 수 있으나 수개월 경과 후 대부분 자연 호전된다.

- 폐와 심장에 노출되는 선량 및 범위가 높다면 이로 인해 폐렴, 폐 섬유화, 폐암, 심장동맥경화, 급성심근경색 등의 발생 위험이 높아질 수 있는데, 특히 이런 문제는 구식의 치료 방식으로 조사를 받은 경우에 문제가 되었다. 최근 호흡조절 및 세기조절 방식이 쓰인 이후에는 매우 드물어졌다.
- 가장 드문 합병증으로 치료를 받은 유방 조직에 수년 후 혈관육종(angiosarcoma)이 발생하기도 한다. 이 경우 수술 후 다시 재발 예방을 위한 방사선 치료를 받게 된다.

치료 기술의 발전으로 부작용의 위험은 나날이 줄어들고 있으며, 유방암의 재발 예방 및 생존율 향상의 치료 이득에 비하면 부작용의 위험성은 적은 편이다. 따라서 이에 대한 정확한 정보 제공과 환자 동의, 의료진의 면밀한 노력을 통해 치료의 위험을 줄이고, 안전한 방사선 치료를 제공하는 것이 무엇보다 중요하다.

07

유방암의 다양한 항암 치료와 표적 치료

김민환 연세암병원 유방암센터 교수(종양내과)

유방암 수술을 받더라도 일부의 환자는 재발을 경험하게 된다. 특히 유방과 주변 부위의 국소 재발뿐만이 아니라, 유방과 멀리 떨어져 있는 간, 폐, 뼈 등 원격 부위에 전이가 일어나 유방암 환자를 괴롭힌다.

따라서 이런 재발을 줄이기 위해서는 전신의 암세포에 작용하는 항암 치료가 필요하며, 유방암 환자는 수술 전후 환자의 상황에 맞춰 여러 가지 방식의 항암 치료를 받게 된다.

유방암의 다양한 항암 치료와 표적 치료

흔히 '전신 치료'라고도 하는 항암 치료는 유방암을 억제하는 약물을 먹거나 주사로 맞아서 그 약물이 피를 타고 전신을 돌며, 수술 후 환자의 전신에 미세하게 존재하는 암세포를 제거하여 수술 후 재발률을 낮추고 생존율을 높이기 위해 시행한다.

여러 가지 독성을 유발하고 탈모 등 삶의 질을 떨어뜨릴 수 있는 항암 치료를 굳이 유방암 환자에게 시행하는 이유는 무엇일까. 전 세계적으로 아주 많은 임상 연구와 분석을 통해 항암제 치료가 유방암의 재발과 그로 인한 사망을 효과적으로 낮추는 것이 잘 증명되었기 때문이다. 또한 최근 항구토제나 백혈구 형성 촉진제 등 항암 치료 부작용을 줄이는 방법들이 많이 개발되어서 더욱 안전하게 항암제 치료를 받을 수 있게 되었다.

유방암의 항암 치료제는 유방암의 타입에 따라 다음과 같이 나눌 수 있다.

- 세포독성 항암제 치료: 모든 타입 유방암
- HER2 표적항암제 치료: HER2 양성 타입 유방암
- 면역항암제(면역체크포인트 억제제) 치료: 삼중 음성 유방암
- 여성 호르몬 차단 치료: 호르몬 양성 유방암
- 기타 표적항암제 치료: 호르몬 양성 유방암(아베마시클립), BRCA1/2 돌연변이 유방암

선행 항암요법과 수술 후 보조 항암요법

유방암의 항암 치료 방법은 크게 수술 전에 시행하는 선행 항암 치료와 수술 후에 시행하는 보조 항암 치료로 나뉘는데, 환자에 따라 수

술 전과 후에 모두 항암 치료를 받게 되기도 한다. 선행 항암 치료를 시행할지 여부(수술을 먼저 하고 항암 치료를 할지, 항암 치료를 하고 수술을 할지)는 유방암의 병기, 크기, 타입, 항암 부분절제술 가능 여부, 환자의 임상 요인(나이 등) 등을 복합적으로 판단하여 주치의가 환자와 상의하여 결정하게 된다.

항암 치료 이후 수술하는 방법(선행 항암 치료)

수술 전에 항암 치료를 먼저 진행하고 수술을 하는 방법이다. 선행 항암 치료는 처음부터 수술로 절제할 수 없는 큰 유방암(국소 진행성 유방암) 환자, 항암 치료를 통해 종양을 줄이면 전절제술 대신 유방 보존 수술을 시행할 수 있는 환자, 이에 해당하지 않더라도 항암제 치료를 통해 크기를 많이 줄일 수 있는 HER2 양성이나 삼중 음성 유방암 환자 중 종양의 크기가 2cm를 넘거나 겨드랑이 림프절 전이 양성인 환자에게 시행한다.

선행 항암 치료는 유방암의 크기를 줄여서 수술의 범위를 줄일 수 있으며, 종양의 항암 치료 반응을 보아서(완전관해 여부 등) 환자의 예후를 판단할 수 있다. 이는 종양의 치료 반응이 미흡하면(비완전관해) 추가 치료를 할 수 있는 등 여러 장점이 있어 널리 사용되고 있으며, 일부 표적항암제는 선행 항암 치료를 선택해야 사용이 허가되거나 보험을 적용받을 수 있기도 하다(예: 펨브롤리주맙, 퍼투주맙). 수술 전 항암 치료로 유방암의 병기가 낮아지면 유방 전절제술 대신 부분절제술이 가

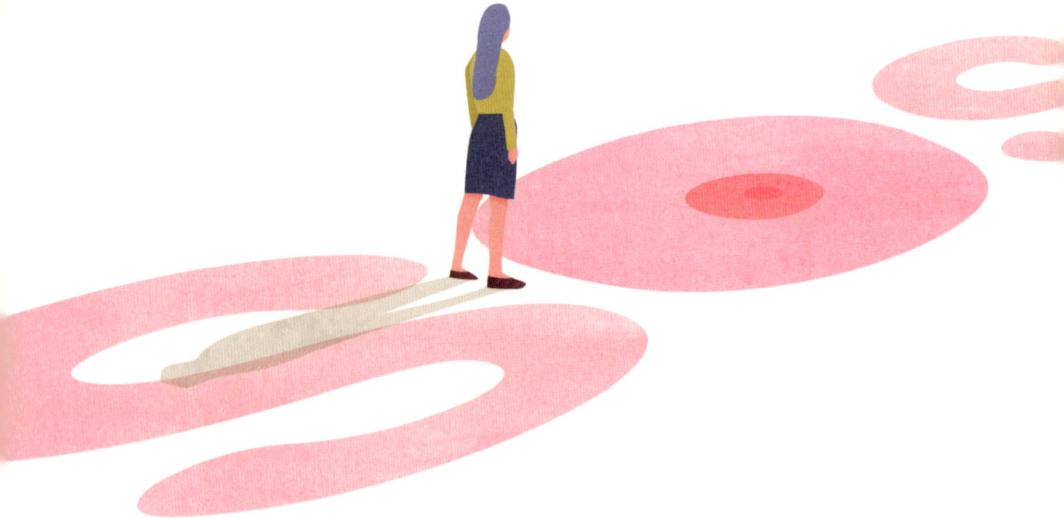

능해지고, 림프부종 같은 수술 후 부작용을 줄일 수 있다.

수술 전 항암 치료는 약제와 유방암의 타입에 따라 다르지만 약 18주(4개월 반)~24주(6개월) 정도 기간에 시행되며, 마지막 항암 치료를 받고 약 2~4주 후 수술을 받게 된다. 수술 후에는 수술로 떼어 낸 종양 조직을 병리학적으로 평가하게 되는데, 특히 선행 항암 치료 이후 수술 시 현미경적으로 종양 세포가 하나도 나오지 않으면 병리학적 '완전관해'라고 한다. 완전관해는 항암 치료의 효과가 매우 높았다는 의미이고, 환자의 재발률이 매우 낮으며, 독성이 낮은 추가 항암제를 선택할 수 있다. 완전관해가 오지 않은 환자들도 재발률을 줄일 수 있는 추가 치료법이 많이 개발되고 있으므로 실망하지 않고 치료를 잘 받는 것이 중요하다. 특히 HER2 양성 유방암이나 삼중 음성 유방암은 완전관해에 도달하는 것이 재발률을 낮추고 전체생존율을 높이는 것으로 알려져 있는데, 호르몬 양성 유방암에서는 완전관해가 드물고 중요성이 상대적으로 떨어지는 편이다.

수술 후 항암 치료를 하는 방법

일반적인 방법으로 수술을 먼저 받고, 필요에 따라 항암 치료를 하는 것이다. 림프절 전이가 없거나 종양이 작은 경우, 그리고 호르몬 양성 유방암일 때 선호하는 방법이다. 수술을 먼저 하면 림프절 전이 범위를 포함한 유방암의 병기가 정확해지며, 온코타입(Oncotype)과 같은 유전자 검사를 시행할 수 있게 되는 장점이 있다. 수술 후에 숨어 있는 미세전이 암세포를 제거하여 재발을 줄이기 위해서 항암 치료를 하게 되는데, 병기가 높을수록 재발률이 높고 유방암 타입에 따라 재발률과 항암 치료에 대한 반응이 달라지므로, 유방암 수술 후 항암 치료 여부는 병기와 호르몬 수용체 그리고 HER2 상태에 따라 결정한다.

유방암에 사용되는 항암제

먼저 모든 타입 유방암에 적용되는 세포독성 항암제에 대해 설명하고, 이후 표적항암제, 호르몬 억제제, 기타 표적항암제에 대해서 알아보겠다.

세포독성 항암제 치료

유방암의 세포분열을 직접적으로 막아 주어서 항암 효과를 내는 세포독성 항암제는 탈모, 구토, 발열 등의 부작용이 있으나 암세포를 사멸하는 효과가 탁월하여 현재까지도 유방암의 주요 치료제로 사용되고 있다.

현재 유방암 치료의 중요한 약제로는 아드리아마이신, 파클리탁셀, 도세탁셀 등이 있다. 유방암 수술 후 흔히 사용하는 항암화학 치료 병합 요법에는 AC(아드리아마이신, 시클로포스파미드), TC(도세탁셀, 시클로포스파미드) 요법이 있으며, CMF(시클로포스파미드, 메소트렉세이트, 5-플루오로우라실)

요법도 사용된다. 또한 백금계 항암제인 카보플라틴도 HER2 양성 유방암 및 삼중 음성 유방암의 치료에 자주 사용되는 항암제이다. 세포독성 항암제는 공통으로 탈모, 구토, 오심, 설사, 변비, 호중구 감소와 같은 부작용을 일으키며, 세세하게는 다른 부작용 양상을 보인다. 항암제의 부작용은 다음과 같다.

항암제의 부작용

	작용기전	부작용
아드리아마이신 (Adriamycin)	DNA를 손상시켜 암세포 분열을 저해하여 암세포 증식을 억제한다.	구내염, 탈모, 오심, 구토, 백혈구 감소증, 저혈소판증, 감염, 식도염, 만성심부전, 위장관궤양, 피부 발진, 피부 가려움증 등
시클로포스파미드 (Cyclophosphamide)	활성체가 DNA와 RNA에 작용하여 유전자 복사 및 단백질 합성을 저해하여 암세포 증식을 억제한다.	백혈구 감소증, 저혈소판증, 감염, 탈모, 불규칙 월경주기, 오심, 구토, 손발톱 변색, 두통 등
파클리탁셀 (Paclitaxel)	세포분열에 관여하는 마이크로튜뷸의 분해를 억제하여 세포분열을 방해한다.	주입 시 과민반응, 말초신경병증, 탈모, 백혈구 감소증, 구내염 등
도세탁셀 (Docetaxel)	세포분열에 관여하는 마이크로튜뷸의 분해를 억제하여 세포분열을 방해한다.	주입 시 과민반응, 부종, 백혈구 감소증, 구내염 등
카보플라틴 (Carboplatin)	DNA에 직접적인 손상을 주어서 암세포 증식을 억제한다.	오심, 구토, 백혈구 감소증, 저혈소판증, 빈혈, 무기력증 등

HER2 표적항암제 치료

최근까지 암세포 연구가 활발히 진행되면서 암세포의 성장을 촉진하는 성장인자들이 확인되었고, 이를 표적으로 삼는 많은 약제가 개발되고 있다. 이런 약제는 말 그대로 과녁에 화살을 쏘듯, 암세포만을 '표적'으로 삼아 공격한다. 기존 항암제가 암세포는 물론 정상 세포까지 공격하고 탈모, 구토 등의 부작용이 있는 것과 달리 표적 치료는 특정 물질을 표적으로 하기 때문에 상대적으로 부작용이 적지만, 작용 원리에 따라 고유한 부작용을 나타내기도 한다.

HER2는 유방암에서 가장 대표적인 표적으로, 15~20%에 해당하는 HER2 양성 유방암에서는 HER2 표적치료제의 역할이 매우 중요하다. 가장 대표적인 HER2 표적치료제는 트라스투주맙(trastuzumab, 상품명: 허셉틴, 허쥬마)이다. HER2 양성인 조기 유방암 환자에게 항암 치료와 허셉틴 치료를 병용하면 항암 치료만 단독으로 할 경우보다 재발률이 현저히 낮아지며, 전이성 유방암에서도 그 효과가 입증되었다. 또한 트라스투주맙에 더하여 퍼투주맙(pertuzumab) 표적항암제를 추가하면 종양 감소율, 완전관해율이 크게 상승하는 효과가 있으며, 현재 조기 유방암 환자들에게 수술 전 및 수술 후 보조 항암 치료로 사용되고 있다.

항호르몬 치료

여성 호르몬, 특히 에스트로겐은 유선 조직 세포를 증식시키고 분화시키는 작용을 하며, 호르몬 양성 유방암에서는 암 성장을 촉진하는 역할을 한다(호르몬 음성 유방암은 영향이 없음). 따라서 호르몬 양성 유방암 환자는 수술 후 항호르몬 치료를 받게 되며, 일반적으로 항암화학치료가 끝난 후 항호르몬 약제를 복용하기 시작한다.

항호르몬 치료는 유방암의 재발을 방지하는 우수한 효과가 있을 뿐 아니라, 항암 치료가 탈모나 구토, 백혈구 감소 같은 부작용이 있는 데 반해 비교적 부작용이 덜하고 치료 과정이 간단하다는 장점이 있다.

현재 대표적인 항호르몬 약제로는 타목시펜(tamoxifen, 상품명: 놀바덱스), 토레미펜(toremifene, 상품명: 파레스톤), 고세렐린(goserelin, 상품명: 졸라덱스), 레트로졸(letrozole, 상품명: 페마라, 레나라), 아나스트로졸(anastrozole, 상품명: 아리미덱스, 아나스토), 엑스메스탄(exemestane, 상품명: 아로마신) 등이 있으며, 환자의 병기나 나이, 폐경 여부에 따라 처방이 결정된다. 일반적으로 하루 1~2회 항호르몬 약제를 경구로 약 5~10년 동안 복용하게 된다.

최적의 항호르몬 치료를 위해 많은 연구들이 현재 진행 중이므로 앞으로 더욱 다양한 항호르몬 치료제가 개발될 것으로 기대된다.

● 타목시펜(상품명: 놀바덱스)

에스트로겐의 작용을 직접 억제하는 약이다. 유방암 환자에게 널리 투여되는 항호르몬 치료제로 하루에 20mg 한 알(혹은 10mg 2번) 경구로 5~10년 동안 복용한다. 타목시펜은 호르몬 수용체 양성인 유방암 환자의 재발률을 30~40% 감소시키는 효과가 있다. 월경 불순과 갱년기 증상과 같은 부작용이 나타날 수 있으며, 흔하지 않지만 자궁내막비후증이 발생하기도 한다. 따라서 복용하는 동안에는 산부인과 검진을 최소 6개월~1년에 한 번 받아야 한다. 타목시펜은 현재까지 임신 시 태아에 대한 안전성이 확립되어 있지 않으므로 임신을 고려한다면 임신 시도 시기 및 임신 기간에는 복용하지 않는 것이 원칙이다.

● 졸라덱스, 루프린

에스트로겐 분비를 유도하는 뇌하수체 호르몬의 작용을 차단해서 에스트로겐 생성을 억제하는 약이다. 폐경 전 환자에게 사용하며 이를 통해 무월경 상태가 될 수 있다. 투약을 중단하면 대부분 월경이 다시 시작되지만 갱년기가 가까운 환자는 그대로 폐경으로 이어질 수 있다. 졸라덱스, 루프린은 4주에 한 번씩 또는 3개월에 한 번씩 2~5년 정도 복부 피하에 주사로 투여하며, 35세 미만의 젊은 여성, 종양 분화도가 나쁜 경우 등 고위험군에게는 일반적으로 타목시펜, 레트로졸과 함께 사용된다.

● 페마라, 레나라, 아리미덱스, 아로마신

젊은 여성은 주로 난소에서 에스트로겐이 분비되지만 폐경이 된 여성은 주로 근육, 지방 등 말초 조직에서 '아로마타아제(aromatase)'라는 효소를 매개로 에스트로겐이 생성된다. 페마라, 레나라, 아리미덱스, 아로마신은 이 아로마타아제 효소를 억제함으로써 말초 조직 또는 유방암 조직에서의 에스트로겐 생성을 억제하는 효과가 있다. 폐경 후 여성에게는 단독으로 사용 가능하며, 폐경 전 여성에게는 반드시 난소 기능 억제와 병용하여(졸라덱스, 루프린, 또는 양측 난소난관 절제술) 사용하게 된다. 일반적으로 하루에 한 알씩 매일 경구로 복용한다.

폐경 후 여성에게는 타목시펜보다 치료 효과가 다소 우수한 것으로 알려져 있으며, 치료 효과를 높이기 위해 다양한 방법으로 처방될 수 있다. 타목시펜을 2~3년간 사용한 후 순차적으로 투여할 수 있고, 5년간 놀바덱스로 치료한 뒤 연장 치료로 투여할 수도 있다. 약제를 복용하는 환자의 30~40%에서 관절 강직 및 관절통이 나타날 수 있으므로, 산책, 수영 등의 가벼운 운동과 적절한 체중 관리가 중요하다. 또한 골다공증을 유발할 수 있으므로 골밀도 감소를 개선하기 위한 꾸준히 운동과 칼슘제 복용, 1~2년에 한 번씩 정기적인 골밀도 검사가 필요하다.

항호르몬 치료의 부작용 , 갱년기 증상 관리

항호르몬제는 유방암 환자의 70% 정도에 존재하는 에스트로겐 수용체를 표적으로 하며, 호르몬이 생성되지 않게 하거나 작용하지 못하게 유도하기 때문에 폐경 전 여성은 자연스럽게 갱년기 증상을 경험할 수 있다. 일반적인 갱년기 증상은 아래와 같다.

혈관·운동계: 안면 홍조, 열감, 식은땀, 심장 두근거림, 두통 등

근골격계: 관절통, 관절 강직, 근육 감소, 어깨 결림, 골밀도 감소증 등

비뇨생식계: 질 건조증, 질염, 성교통, 빈뇨 등

심혈관계: 동맥경화증, 콜레스테롤, 비만, 고혈압, 당뇨 등

심리 정서적 증상: 불안, 초조, 우울, 불면, 의욕 저하, 신경쇠약 등

기타: 대사율 감소로 인한 체중 증가 등

일반적으로 에스트로겐 등의 여성 호르몬이 함유된 약제 복용은 금기이며, 갱년기 증상 완화를 위해 수면 시간을 규칙적으로 유지하고 고칼슘, 저지방, 저염식을 기본으로 골고루 식사하는 습관이 중요하다. 걷기, 달리기, 수영, 에어로빅, 댄스, 자전거, 산행, 요가, 스트레칭 등의 알맞은 운동을 규칙적으로 땀이 날 정도로 시행하며, 적절한 체중을 유지해야 한다.

에스트로겐은 골밀도와 연관이 있으므로 1~2년에 한 번은 골밀도 검사를 시행하고, 골밀도 감소가 심할 경우 칼슘/비타민D 제제나 골파괴 억제제(denosumab), 비스포스포네이트(bisphosphonate) 약제를 사용할 수 있다. 칼슘과 비타민D는 골다공증을 예방하거나 치료하여 골다공증성 골절 위험 감소에 중요한 역할을 하므로, 평소 충분히 햇볕을 쬐고 칼슘이 풍부한 음식을 먹도록 한다. 열감이 느껴지면 몸을 시원하게 하고 알코올이나 카페인이 들어 있는 음식을 피한다. 질 건조 및 성교통 시에는 산부인과에서 질 윤활제를 처방받고, 갱년기 증

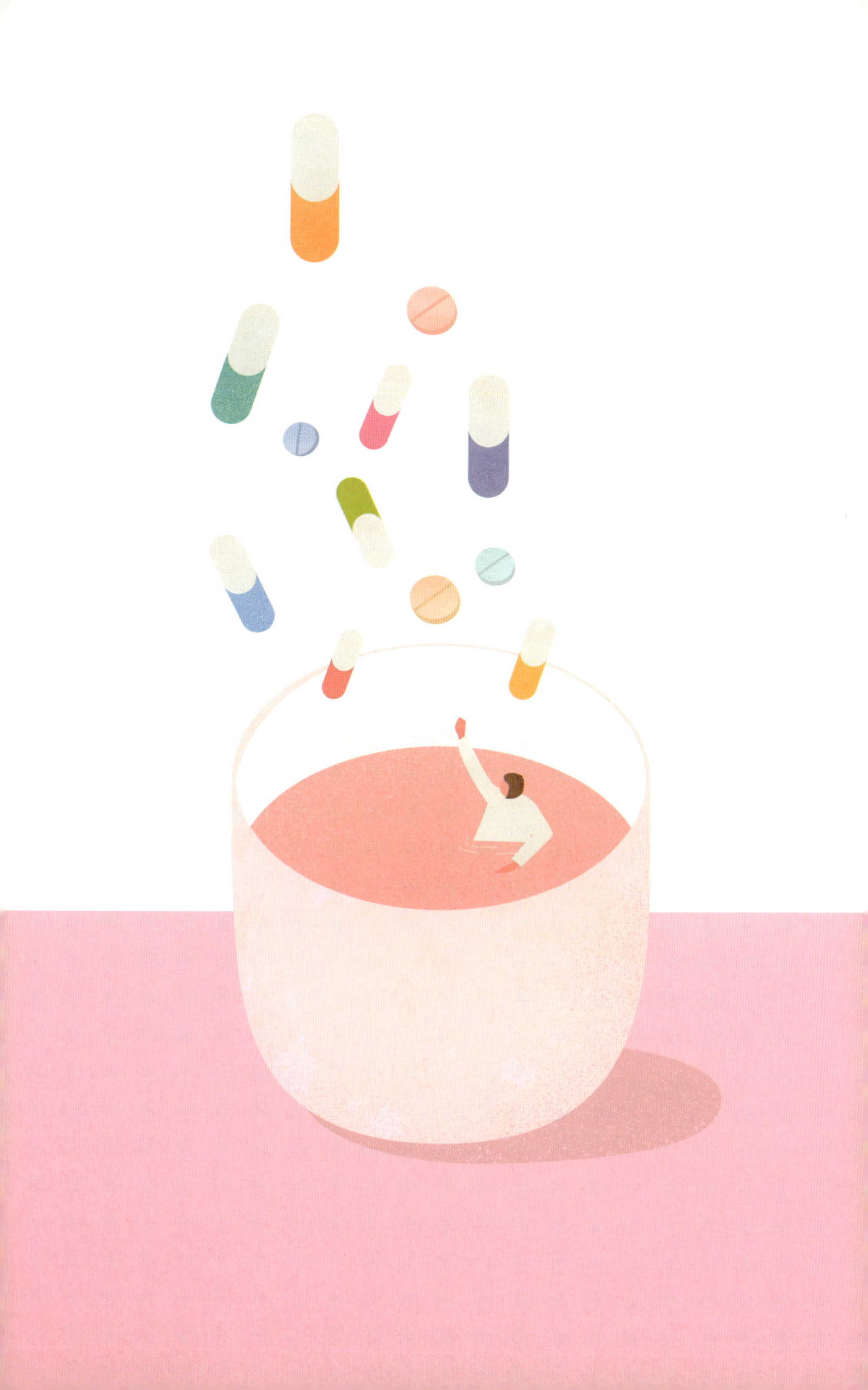

상이 심한 경우 주치의와 상담을 하는 것이 좋다.

기타 표적항암제 치료

• CDK4/6 억제제

CDK4/6 억제제(세포분열 주기의 진행을 억제)는 유방암의 세포분열을 억제하는 표적항암제로 호르몬 양성 유방암에 특히 효과가 입증되었다. 현재 사용 중인 CDK4/6 억제제로는 팔보시클립(palbociclib, 상품명: 입랜스), 리보시클립(ribociclib, 상품명: 키스칼리), 아베마시클립(abemaciclib, 상품명: 버제니오)가 있으며, 호르몬 수용체 양성, HER2 음성 전이성 유방암 환자에게 사용된다. 처음에는 전이성 유방암 환자 치료에서 효과가 입증되었으며, 최근 연구 결과를 통해 재발 확률이 높은(림프절 전이가 많거나, 종양이 크거나, 분화등급이 높은) 호르몬 양성 유방암 환자에게 2년간 아베마시클립 또는 3년간 리보시클립을 보조 치료로 투여하면 재발률이 감소함이 확인되었다.

부작용으로 호중구 감소증이 비교적 흔하게 나타나지만 감염 합병증이 동반되는 경우는 드물며, 피로감, 구역감 및 탈모 등이 발생할 수 있다. 또한 아베마시클립은 설사가 부작용으로 나타나며, 드물게 폐렴 부작용이 나타날 수도 있다.

• 면역항암제(면역체크포인트 억제제)

면역항암제는 우리 몸속의 면역세포를 활성화시켜 암세포를 제거하는 항암제로 다른 암종에서도 널리 쓰이고 있다. 유방암에서는 삼중 음성 유방암에 효과가 있다. 면역세포에서 PD-1이라는 단백질을 억제하는 펨브롤리주맙(pembrolizumab, 상품명: 키트루다)은 세포독성 항암제와 병합되어 삼중 음성 유방암의 선행 항암 치료와 수술 후 보조 항암 치료에 사용되며, 삼중 음성 유방암의 종양 감소를 촉진하고 재발을 막아 주는 큰 효과를 가져온다. 그러나 부작용도 있어 약 10%의 환자에게서 갑상선 기능 이상(저하 또는 항진), 피부 발진 등이 나타나고, 약 1% 이하의 환자에게서는 중증 부작용으로 대장염, 폐렴, 1형 당뇨, 뇌염, 신장염, 심장염 등 드문 부작용이 나타날 수 있으므로 주의해야 한다.

● PARP 저해제 치료

가족성 유방암/난소암 환자는 생식세포 BRCA1/2 돌연변이가 진단될 수 있다. BRCA1/2 돌연변이를 가지고 있으며, 재발의 고위험이 되는 삼중 음성 유방암 또는 호르몬 양성 유방암 환자가 올라파립(olaparib, 상품명: 린파자)을 1년간 보조 치료로 복용하면 재발률을 낮추는 것으로 보고되어 사용되고 있다.

유방암 타입별 항암제 치료 원칙

다른 암종에 비해 유방암은 개개인의 특성에 맞춰 항암화학 치료와 항호르몬 치료, 표적 치료 계획을 세밀하게 세워서 진행해야 한다. 이제 알아볼 타입별 항암제 치료의 원칙은 일반적인 원칙이며, 환자의 나이, 기저질환, 현재 상태, 그리고 비보험 약제 사용 가능 여부에 따라 치료가 많이 달라지므로 자세한 내용은 주치의와 상의해서 결정한다.

호르몬 수용체 양성, HER2 음성 조기 유방암

호르몬 양성 유방암 세포가 여타의 암세포와 다른 점은 여성 호르몬에 자극을 받아 증식이 활발해질 수 있다는 것이다. 호르몬 수용체 양성, HER2 음성 조기 유방암의 경우 수술 후 항암제 필요성 여부를 확인하기 위해 유전자 검사(온코타입 디엑스, 맘마프린트, 엔도프레딕트, 온코프리 등)가 시행될 수 있다. 폐경 후 유방암은 림프절 전이가 3개 이하인 경우(0~3개) 유전자 검사 적용이 가능하고, 폐경 전 유방암은 림프절 전이가 없는 경우(0개) 적용이 가능하다. 또한 항암 치료 여부와 관계없이 5~10년간 항호르몬 치료가 모든 환자에게 권장된다. 여기에 더해 최근 연구 결과에서 재발 확률이 높은(림프절 전이가 많거나, 종양이 크거나, 분화등급이 높은) 호르몬 양성 유방암 환자에게 2년간 아베마시클립을 보조 치료로 투여하면 재발률이 감소함이 확인되어, 해당하는 환자는 표적항암제를 추가로 병합하여 치료받을 수 있다.

항암 치료는 일반적으로 낮은 기수에서는 AC 또는 TC 항암요법을 3주 간격으로 4회 시행하며, 높은 기수에서는 추가적으로 세포분열을 억제하는 탁산 계열(파클리탁셀 또는 도세탁셀) 항암제를 3주 간격으로 4회 또는 매주 12회 추가 시행한다. AC 항암요법은 20~30분 정도 정맥을 통해 약물을 투입하고 귀가하고, 탁산 계열은 2~3시간 정도 소요된다.

온코타입 디엑스(Oncotype Dx®)

유방암 재발률과 항암제로 인한 재발 방지 효과를 예측할 수 있는 검사법. 현재 호르몬 수용체 양성, HER2 음성인 유방암 환자의 경우 온코타입 디엑스 검사를 통해 재발률을 예측하고 이에 따라 항암 치료 여부를 결정하고 있다.

이 검사는 수술 조직에서 21개 유전자 패턴을 분석하여 유방암의 10년 원격 전이 재발률과 항암화학 치료 효과를 정확히 예측할 수 있어 이에 맞춰 개개인에 맞는 효과적인 치료 방법을 계획할 수 있다.

검사를 하면 재발 위험 점수(Recurrence Score, RS)를 0~100 사이의 숫자로 알 수 있다. RS가 낮으면 ① 재발률이 낮으며, ② 항암화학 치료 효과가 낮아서 항암 치료 없이 항호르몬 치료가 권유된다. 반대로 RS가 높으면 ① 재발률이 높은 편이며, ② 항암화학요법으로 재발률을 줄이는 효과가 크므로 항암화학요법을 받게 되면 이후 항호르몬 치료를 시행하게 된다.

온코타입 디엑스는 총 4,000명 이상의 환자를 대상으로 다양한 임상 실험을 통해 정확성과 일관성이 입증되었다. 치료 가이드라인에서 호르몬 수용체 양성, 림프절 전이 음성 유방암 환자의 치료법 검토에 이 검사를 권고하도록 하고 있다.

수술 시 제거된 종양 조직 일부를 이용하므로 추가적인 수술이 필요 없으며, 온코타입 디엑스 검사 실시 여부가 결정되면 병원에서 조직 샘플을 받아 미국으로 보내 검사를 시행한다. 결과가 나오기까지 2주 정도가 소요된다.

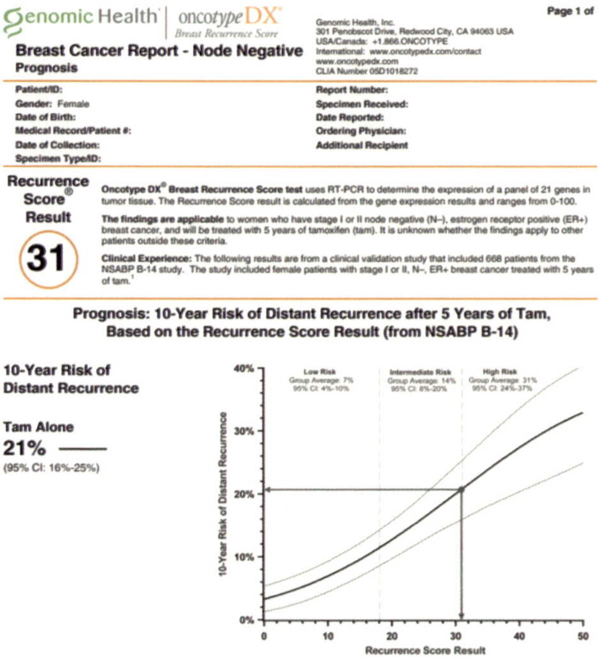

Genomic Health | oncotype DX® Breast Recurrence Score

Page 1 of

Breast Cancer Report - Node Negative
Prognosis

Genomic Health, Inc.
301 Penobscot Drive, Redwood City, CA 94063 USA
USA/Canada: +1.866.ONCOTYPE
International: www.oncotypedx.com/contact
www.oncotypedx.com
CLIA Number 05D1018272

Patient/ID:
Gender: Female
Date of Birth:
Medical Record/Patient #:
Date of Collection:
Specimen Type/ID:

Report Number:
Specimen Received:
Date Reported:
Ordering Physician:
Additional Recipient

Recurrence Score® Result

31

Oncotype DX® Breast Recurrence Score test uses RT-PCR to determine the expression of a panel of 21 genes in tumor tissue. The Recurrence Score result is calculated from the gene expression results and ranges from 0-100.

The findings are applicable to women who have stage I or II node negative (N–), estrogen receptor positive (ER+) breast cancer, and will be treated with 5 years of tamoxifen (tam). It is unknown whether the findings apply to other patients outside these criteria.

Clinical Experience: The following results are from a clinical validation study that included 668 patients from the NSABP B-14 study. The study included female patients with stage I or II, N–, ER+ breast cancer treated with 5 years of tam.[1]

Prognosis: 10-Year Risk of Distant Recurrence after 5 Years of Tam, Based on the Recurrence Score Result (from NSABP B-14)

10-Year Risk of Distant Recurrence

Tam Alone
21%
(95% CI: 16%-25%)

HER2 양성 조기 유방암

호르몬 수용체와 상관없이 HER2 양성 조기 유방암의 경우, 종양의 크기가 0.5cm 이상에서 항암 치료가 시행된다.

수술 전 검사에서 종양의 크기가 2cm를 초과하거나, 림프절 양성인 경우는 트라스투주맙+퍼투주맙+도세탁셀+카보플라틴을 조합한 선행 항암 치료를 3주 간격 6회 시행 후 수술하는 경우가 많다.

수술 이후에는 완전관해 여부를 확인하여 완전관해 환자에게는 트라스투주맙(+- 퍼투주맙) 치료를 하고, 비완전관해 환자에게는 T-DM1(상품명: 캐싸일라) 치료를 하게 된다.

종양의 크기가 2cm 이하이면서 국소 림프절 전이가 없는 경우 수술을 먼저 하게 되며, 이후 보조 항암 치료와 트라스투주맙 치료가 권장된다.

선행 항암을 하고 수술하거나 수술을 먼저 하고 항암을 하거나 트라스투주맙 표적항암제의 총 치료 기간은 1년이다. 이전에는 트라스투주맙은 정맥주사를 통해서만 투약할 수 있었지만, 최근에는 피하주사 방식으로 대체할 수 있게 되어 좀 더 편하게 맞을 수 있다.

삼중 음성 유방암

삼중 음성 유방암은 종양의 크기가 0.5cm 이상이거나 종양 크기에 상관없이 국소 림프절 전이가 있는 경우에 모두 항암 치료가 권장된다. 삼중 음성 유방암은 종양의 크기가 2cm를 초과하거나, 림프절이 양성인 경우 선행 항암 치료 이후 수술하는 것이 권장된다. 이때 세포독성 항암제 치료요법에 (탁산, AC 항암요법) 펨브롤리주맙 면역항암제를 추가하면 종양의 완전관해율이 높아지며, 재발률 감소 효과가 있어서 병합 요법이 추천된다.

수술 이후에는 완전관해 여부를 확인하여, 완전관해 환자 가운데 이전에 키트루다를 맞은 환자에게는 키트루다 6개월 추가 요법을 고려할 수 있으며, 키트루다를 맞지 않은 환자는 항암 치료 없이 경과 관찰만 하게 된다. 비완전관해 환자에게는 ① 키트루다 6개월 추가 치료, ② 카페시타빈(capecitabine, 상품명: 젤로다) 경구 항암제 4~6개월 추가 치료를 고려할 수 있다.

유방암 항암 부작용 관련 정보

항암약물 치료의 작용과 부작용

항암제는 암세포를 공격하여 죽이거나 성장을 막는 작용을 하는데, 그때 우리 몸의 정상 세포도 같이 영향을 받아 여러 가지 부작용을 경험하게 된다. 특히 암세포와 같이 빨리 분열하는 특징이 있는 구강에서부터 위장관, 항문까지의 점막세포, 모낭세포, 골수세포 등이 주로 해당한다. 항암제 부작용은 환자의 상태나 약의 종류에 따라 개인차가 있다. 부작용을 경미하게 겪고 넘어가는 환자는 다행이지만, 부작용이 심할 경우 주치의와 상담하여 다른 합병증이 생기지 않도록 해야 한다. 그러나 대부분의 항암제 부작용은 일시적이며 치료가 완료된 후에 회복할 수 있다. 부작용이 오래 지속되면 의료진과 상의해서 치료 방법을 찾아야 한다.

항암약물 치료의 투여 방법

일반적으로는 외래 항암제 주사실에서 정맥 혈관주사로 10~20

분 또는 2~3시간 동안 항암제를 투여받고 귀가한다. 간혹 약의 종류에 따라 입원하여 투여받기도 하며 투여 후 환자의 상태에 따라 입원 기간이 달라질 수도 있다.

먹는 약이나 근육 또는 피하주사 등으로 투여받는 약제도 있고, 약의 종류, 용량, 투여 방법, 치료 기간은 환자의 상태에 따라 처방이 다를 수 있다.

항암제를 장기적으로 투여받으면 혈관을 찾기 어려워지기 때문에 인공적으로 큰 혈관에 중심 정맥관을 삽입하는 방법(케모포트)도 있다.

항암약물 치료의 부작용과 관리

• 오심과 구토

항암제는 위장관의 점막세포에 영향을 주게 되어 위 점막 손상으로 인한 자극이 뇌의 중추 신경계에 전달되거나 혹은 직접 뇌의 중추신경을 자극하여 오심과 구토 증상이 나타난다. 주로 항암제 투여 6~24시간 이후부터 증상이 발생할 수 있으며 발생하면 보통 3~5일 이상 지속된다. 오심, 구토 증상이 심한 경우 탈수나 영양 부족이 생길 수 있으므로 의료진과 상의해야 한다.

- 항암제 투여 시 항구토제가 처방되는데, 이를 규칙적으로 복용해야 한다.
- 넉넉한 시간을 가지고 식사한다. 식사 시간에 구애받지 말고 먹을 수 있을 때 하루 5~6끼 정도로 소량을 자주 먹는 게 좋고, 과식은 절대 금한

다. 식사 후 2시간 이내에는 눕지 않도록 한다.

- 구강을 항상 청결하게 유지한다.
- 기름진 음식, 짜고 매운 음식, 너무 단 음식, 특유의 향이 나는 음식 등은 구토를 유발하기 쉬우므로 피한다.
- 식사하는 동안에는 조용하고 안락한 환경을 유지하고, 환기를 자주 하며 스트레스를 줄이도록 노력한다. 심호흡이 도움이 된다.
- 마른 음식(과자, 누룽지 등), 가벼운 차(녹차, 과일차 등), 신선한 과일이나 채소, 매콤 새콤한 음식, 시원한 국물(사이다, 동치미, 김칫국 등) 등이 도움이 되기도 한다.
- 병원과 항암제 투여를 떠올리는 것만으로도 오심, 구토가 생길 수 있으므로 항암제 투여 전에는 기분 전환할 방법을 생각해 본다(기도, 명상, 산책, 대화, 음악 청취, 재미있는 책이나 잡지, 심리 안정 방법 등).
- 장기간 치료에서는 지속적인 체력 관리가 매우 중요하므로 식사를 잘할 수 있도록 의식적으로 노력하는 것이 중요하다.
- 구토 증상이 있으면 억지로 먹지 말고 토한 후 1~2시간 동안은 먹는 것을 피하는 게 좋다.
- 균형 잡힌 식사를 하도록 노력하고, 특히 고단백 음식을 많이 먹어야 한다(항암제 치료와 영양관리 참조).
- 오심과 구토가 심해서 식사하기 어려울 때는 병원에서 상담 후 영양제를 투여받아도 된다. 물론 영양적으로 가장 좋은 것은 식사하려고 노력하는 것이다.

● 골수 기능 저하

항암제는 골수세포에도 영향을 미쳐 혈액의 주요 성분인 적혈구나 백혈구, 혈소판 등의 세포가 감소하게 된다.

적혈구 세포가 감소하면 빈혈이 생기고 백혈구 세포가 감소하면 세균감염에 취약해지며 혈소판이 감소하게 되면 쉽게 지혈이 되지 않는 경향을 보인다. 이런 증상은 심하면 생명을 위협할 수도 있으므로 항암제 투여 기간에는 병원에 방문하여 정기적으로 혈액 검사를 해서 관찰하게 된다.

가) 백혈구 감소: 감염 위험성

백혈구는 침입하는 세균을 제거하여 우리 몸을 보호하는 역할을 하는데, 백혈구가 감소하면 세균 침입 시 적절하게 우리 몸을 보호하지 못하게 되므로 감염 증상이 생길 수 있다.

고열, 오한, 심한 기침이나 설사, 목의 통증과 부종 등이 나타나고, 백혈구 감소증이 심하면 패혈증이나 쇼크 증상이 차후에 발생할 수 있으므로 38도 이상의 고열이 계속되면 병원을 방문하여 진찰을 받도록 한다.

백혈구 감소는 평균 항암제 투여 5~7일 이후 발생하여 10~15일 후 가장 많이 감소하지만 15일이 지나면서 서서히 다시 회복된다.

- 감기, 독감, 코로나바이러스에 걸리지 않도록 주의하고, 외출 시 마스크, 모자, 목도리를 착용한다. 독감 예방주사는 항암제 치료 중에는 주치의와 상담 후 투여받아야 한다.

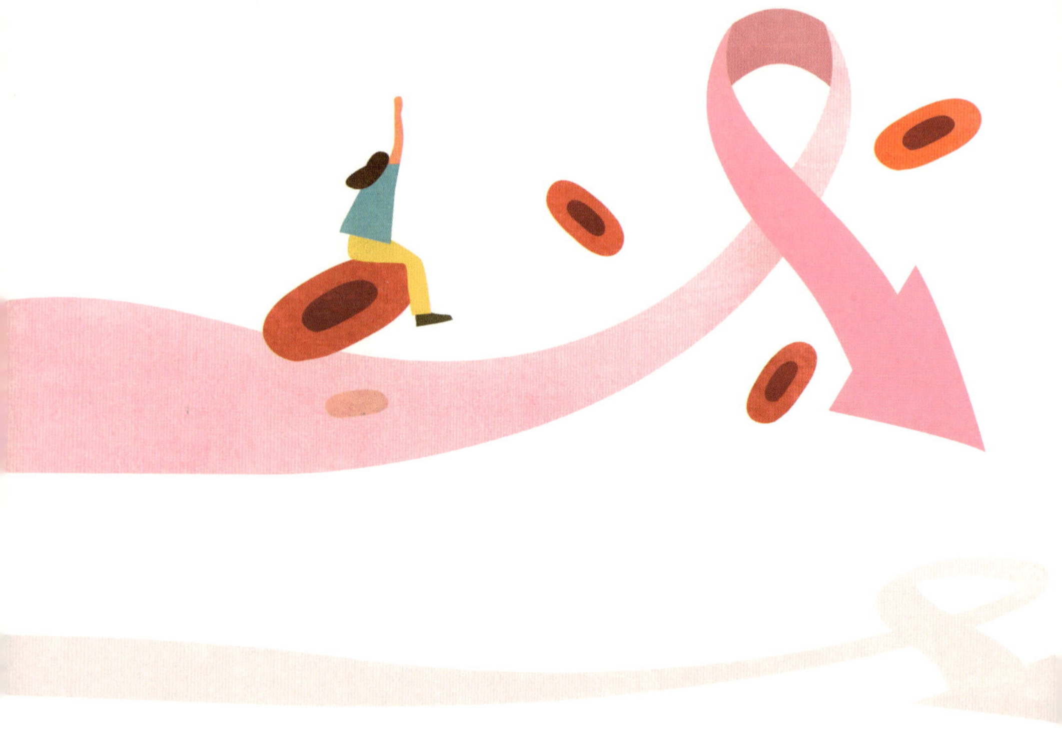

- 피로가 심할 때는 무리한 활동을 자제하고 충분한 휴식을 취한다.
- 날음식이나 상한 음식은 먹지 말고 익힌 음식과 깨끗한 음식을 먹는다. 과일, 채소는 깨끗이 씻거나 껍질을 벗겨 먹는다.
- 항상 손을 자주 씻도록 습관화한다.
- 사람이 많은 장소에 오래 머무는 것은 가급적 피하고, 최근 예방 접종(BCG, 풍진, 소아마비, 홍역 등)을 한 사람과 전염성 질환(감기, 수두, 결핵 등)을 앓는 사람은 만나지 않는 것이 좋다.
- 구강을 청결히 유지하고 병원에서 처방한 가글을 자주 한다.
- 회음부와 항문은 청결을 유지한다.
- 생화, 화분, 애완동물 등은 세균이 많을 수 있으므로 가까이하지 않는다.
- 체온을 자주 측정하고 38도 이상의 고열이 2~3시간 지속되면 외래나 응급실을 방문한다. 꼭 체온계를 미리 준비한다.
- 감염을 예방하기 위해 식품의 구입, 보관 및 조리 시 위생적으로 관리하며, 반드시 유통기한을 확인한다.
- 혈액 검사 결과, 백혈구 감소 증상이 심할 때는 백혈구세포 재생을 위한 주사약 처방이 있을 수 있다. 백혈구세포 재생을 위한 주사약 투약 후 1~2일 동안 몸살 증상(미열과 근육통 등)을 경험할 수 있다.

나) 적혈구 감소: 빈혈 및 피로감

항암제로 인해 적혈구가 감소하게 되어 빈혈이 발생할 수 있는데, 빈혈의 증상으로 쉽게 피로해지거나 안색이 창백해지며 어지러움이 생기기도 한다. 또한 피로와 빈혈은 우울 및 불안감 같은 기분 변화에도 영향을 주며, 기억력 및 집중력 저하가 나타나고, 심할 때는 호흡

곤란을 느낄 수도 있다.

- 날마다 시간을 계획해 충분한 휴식을 취하고, 1시간 이하의 낮잠을 포함해 8시간 정도의 수면을 할 수 있도록 노력한다.
- 규칙적인 가벼운 산책, 스트레칭은 피로에 많은 도움을 준다.
- 균형 잡힌 음식 섭취가 매우 중요하다. 특히 채식 위주의 식사만 하면 빈혈 및 피로가 더 심해질 수 있으므로 동물성 단백질을 섭취해야 한다.
- 혈액 검사상 빈혈이 심한 경우 수혈을 받기도 한다.

다) 혈소판 감소: 출혈 위험성

혈소판이 감소하면 쉽게 멍이 들고 출혈 시 지혈이 어려울 수 있다. 그러므로 과격한 운동이나 활동은 자제하고 몸에 상처가 나지 않도록 주의해야 한다.

드물게 소변이나 대변, 코에서 지속적으로 피가 섞여 나오거나 여기저기에 멍이 잘 생기고 생리혈이 과도한 경우, 주치의와 상담해야 한다. 또한 아스피린과 같이 출혈을 유발할 수 있는 약제는 반드시 주치의와 상의 후 복용 여부를 결정한다.

● 탈모

항암제는 모낭세포에 영향을 주어 머리카락을 비롯한 다른 부위의 모발(겨드랑이, 눈썹, 음모 등)이 시간 경과를 두고 점차 빠지게 된다. 항암제 투여 10~15일 후부터 탈모가 발생하며, 동시에 두피의 불편감 또는 통증도 일시적으로 경험할 수 있다. 약에 따라 탈모의 정도가 다르며 탈모가 심한 약도, 심하지 않은 약도 있다.

항암제 투여가 끝나고 6~8주가 지나면 새로 모발이 자라는데, 처음에는 이전 모발과 색, 굵기가 다소 다를 수도 있다.

- 항암제 투여 시 흔한 부작용이므로 탈모로 인해 불안해하거나 우울해할 필요는 없다.
- 가발, 모자, 스카프 등을 미리 준비하고 새 몸치장을 미리 생각해 본다.
- 항암약물 치료 중에는 머리 염색이나 파마, 드라이 등은 하지 않는 게 좋다.
- 두피를 건강하게 유지하기 위해 자외선을 차단하고, 건조하지 않게 크림을 바르고, 심한 자극(너무 차거나 뜨거움, 화학물질, 상처 등)이 가지 않도록 한다.

● 구강 질환

입안이나 목구멍의 건조감, 입술과 입안이 헐거나 부어서 음식물을 삼키거나 씹는 데 불편감을 느낄 수 있고, 미각이 저하되어 입맛이 줄어든다. 심하면 입안 출혈 및 통증, 백태증 등이 발생할 수도 있다. 이차적인 세균감염으로 인한 구내염을 예방하는 것이 매우 중요한데, 치료가 끝난 후에는 점차 회복된다.

- 구강 청결을 항시 유지한다. 부드러운 칫솔로 식후, 취침 전 양치한다.

- 매일 구강 상태를 확인하는 것이 바람직하다. 치과 질환이 있다면 항암 치료 전에 치과를 미리 방문하는 게 좋다. 치료 중에는 상처 회복이 지연될 수 있으므로 의사와 상담 후 치과 치료를 받아야 한다.
- 구내염이 심할 때는 시거나 맵고 쓴 맛이 나고 자극적인 음식, 딱딱한 음식은 피하고 먹고 마시기 쉬운 부드러운 요리를 선택한다(예: 죽, 미음, 푹 익히거나 데친 채소, 부드럽게 조리하고 다지거나 간 생선과 고기 요리).
- 가글 용액을 병원에서 처방받아 자주 사용한다. 가글은 할 때마다 30초 이상 물고, 하루 3~4회 이상 시행하는 것이 바람직하다. 알코올 성분이 포함된 가글은 사용하지 않는다.
- 건조감이 심할 때 사탕이나 껌, 얼음을 빨면 침 분비가 늘어서 도움을 받을 수도 있다.
- 고단백 식이나 비타민을 복용하여 회복을 돕는다.

● 소화 불량 및 속쓰림

항암제는 위 점막의 세포에 영향을 주어 일부 환자 중에는 위 점막이 헐어 시간 경과와 함께 소화 불량, 속쓰림, 위궤양, 구토증, 복통 등이 발생할 수 있다. 소화 불량 시 적당한 소화제를 복용하고, 속쓰림이 심하면 주치의와 상담하여 치료를 받도록 한다.

속쓰림 증상이 생겼다면 부드럽고 자극이 적은 음식을 섭취하고 과식을 금한다.

● 변비

항암제 치료 기간에는 적게 먹고 적게 활동하게 되므로 변비가 생기는 경우가 많다. 특정 약이 변비를 유발하기도 한다. 변비는 예방이 중요한데, 변비가 심할 때는 이차적으로 항문 출혈 및 통증, 항문 감염 증상, 식욕 부진이 나타날 수 있으므로 주의를 기울여야 한다.

3일간 대변을 보지 못했다면, 의료진과 상의 후 자극이 없는 변비약을 복용한다. 무리한 좌약 삽입이나 관장은 항문에 상처를 입힐 수 있으므로 조심해야 한다. .

- 변비 증상이 있을 때는 하루 8컵 이상의 물을 마신다. 일어나자마자 물을 마셔서 장운동에 도움을 주도록 하고, 잡곡, 고구마, 채소, 과일 같은 섬유질이 많이 들어 있는 식품을 섭취한다.
- 너무 적게 먹는 것도 변비의 원인이 될 수 있다.
- 가벼운 산책이나 걷기 등 규칙적으로 자신에게 맞는 운동을 하고, 누워 있는 경우에도 배를 부드럽게 문지르면 장운동에 도움이 된다.

● 설사

항암제의 영향으로 장이 매우 예민해지면, 아랫배 복통과 더불어 설사를 할 수 있다. 묽은 변이 아닌 물 설사가 24시간 이상 지속되면 탈진할 수 있으니, 병원을 방문하여 적절한 수액 공급과 약 처방을 받아야 한다.

설사가 심한 경우 부드러운 미음, 수프 등을 자주 섭취하고, 설사가 나아지면 죽, 밥 순서로 식사를 한다. 또한 여러 번의 설사가 항문을 자극하여 감염이 발생할 수 있으므로 따뜻한 좌욕을 10분 이상

하고, 몸을 말린 후 크림이나 연고를 바른다.

- 설사 증상이 있을 때는 수분과 칼륨 등 전해질이 포함된 이온음료, 보리차를 10잔 이상 마시고, 카페인이 든 커피, 홍차, 초콜릿은 피하며, 기름지거나 튀긴 음식, 껍질과 씨가 있는 질긴 생채소도 피한다.
- 칼륨과 염분이 많이 들어 있는 식품(바나나, 삶거나 으깬 감자, 토마토 등)을 섭취하여 설사로 인한 손실을 보충한다.
- 급성 설사 시 수액을 주사하며 금식하고, 증상이 조금 호전되면 12~24시간 동안은 맑은 유동식을 섭취하여 장을 쉬게 하고 손실된 체액을 보충해 준다.
- 우유 및 유제품에 포함된 유당이 설사를 악화시킬 수 있으므로 섭취 시 주의한다.

● 피부 변화

항암제의 영향으로 피부색 변화 및 손상이 나타날 수도 있다. 가벼운 발적, 가려움, 물집 등이 생길 수 있으며, 얼굴색이 칙칙해지거나 기미가 늘고 손톱 밑이 검게 변하거나 손톱이 부서지는 경우도 있다. 증상이 심하면 주치의와 상담해야 한다.

직사광선에 노출되지 않도록 하고, 상처가 나면 잘 회복되지 않으므로 상처를 입지 않도록 주의한다. 피부는 상당히 건조해지기 때문에 청결하게 유지하면서 크림을 자주 발라 촉촉하게 유지한다. 특히 손과 발은 크림을 자주 바른다.

• 신경계, 수족 증상 및 근골격계 증상

항암제의 종류에 따라, 손발의 저림 증상 및 감각 이상 증상, 둔한 움직임, 전신적인 근육통, 근력 감소, 청력 및 시력 감소, 기억력 감퇴 및 집중력 저하, 어지러움 등을 경험할 수 있다. 이는 일시적인 증상으로 치료가 끝난 후에는 대부분 점차 회복된다. 간혹 항암제 중단 후에도 오랜 기간 증상이 지속되는 경우도 있으므로 증상이 심해지면 의료진과 상담이 필요하다.

• 생식기계 증상

여성

항암제는 난소의 세포에도 영향을 미쳐 월경 불순 및 중단이 발생할 수 있는데, 나이에 따라 무월경 발생 가능성은 차이가 있다. 월경이 중단되었을 경우 보통 항암제 치료가 끝난 후부터 12개월 전후로 회복되지만, 조기 폐경으로 이어지는 경우도 있으므로 향후 임신 여부를 고려할 환자는 주치의와 치료 방법과 시기를 상담해야 한다.

무월경이어도 치료 중에 임신이 가능할 수 있는데, 임신을 하게 되면 태아가 위험할 수 있으므로 피임을 해야 한다.

무월경 시에는 일시적으로 갱년기 증상(화끈거림, 식은땀, 가슴 두근거림, 불면, 근육 관절통, 기운 없음과 우울감 및 초조감 등)을 경험할 수도 있다. 갱년기 증상이 심하면 주치의와 상담한다.

남성

항암제는 정자의 생산능력 그리고 운동능력을 떨어뜨리는 작용을 한다. 치료가 완성된 후에 대부분 회복되지만, 오랫동안 지속되는 경우도 있다. 그러므로 앞으로 아이를 가질 계획이라면 주치의와 상담하도록 한다. 그러나 항암제 치료 기간에 부부관계를 일부러 피할 필요는 없다.

항암제 치료와 부부관계

항암제를 투여받은 날로부터 3~4일만 피하고, 성생활은 평소대로 해도 무방하다. 단지 체력 저하로 인한 피로감, 수술로 인한 신체 변화에 따른 심리적 위축, 암 진단과 함께 동반되는 막연한 불안감으로 성욕이 저하될 수 있으므로 배우자와 솔직한 대화를 나누면서 서로 이해해 가도록 한다.

성교를 통해 항암제나 암세포가 이동하지는 않으며, 성생활로 인해 암이 성장하거나 재발하지는 않는다. 그러나 항암제의 영향으로 환자의 질 분비물이 적어져서 성교 시 통증이 동반될 수 있으며 질에 상처가 생기면 염증도 발생할 수 있다. 질 분비물이 적어진 경우 산부인과에서 윤활 크림을 처방받으면 된다.

항암제 치료와 영양관리

항암제는 암세포뿐만 아니라 정상적인 세포도 많이 손상시키기 때문에 충분한 영양을 섭취하지 못하면 체력 저하로 인해 항암제 부작용을 경험할 수도 있다.

좋은 영양 상태를 지속하면 암을 치료하는 동안에 최상의 상태를 유지할 수 있다. 또한 치료에 의한 부작용을 잘 극복하고 항암 치료로 손상된 세포를 빨리 재생시킬 수 있다.

① 항암화학요법의 부작용(식욕 저하, 오심, 구토, 설사, 변비, 구내염 등)을 적게 하고 좋은 영양 상태를 유지하기 위해 곡류, 어육류, 채소, 과일, 유제품을 골고루 포함한 균형 식사를 통해 충분한 영양을 섭취한다.

② 치료 효과를 높이기 위해서는 섭취량 저하로 인한 체중 감소가 발생하지 않도록 충분한 영양을 섭취한다. 식사가 부족할 경우 먹기 편한 간식(과일, 유제품, 고구마, 떡, 영양음료 등)을 통해 보충한다.

③ 치료 시 부작용에 맞는 적절한 대처 방안을 익힌다.

④ 치료 과정에는 음식을 싱겁게 먹기보다는 맛있게 간을 하여 골고루 먹는 것을 권장한다.

⑤ 충분한 수분 섭취는 몸 안 항암제의 작용과 배설을 촉진하므로 이를 권장한다(하루 8컵 이상).

⑥ 민간요법 및 건강 보조 식품은 성분이 불분명하거나 과학적인 검증이 이루어지지 않은 경우가 많다. 과대 광고, 단편적인 사실만을 강조하는 광고도 정확하지 않은 정보 제공으로 문제가 된다. 체력이 부족한 항암제 치료 기간에는 금하는 것이 바람직하며, 꼭 먹어야 한다면 항암제 치료가 완료된 후 의료진과 상의하여 섭취를 결정한다. 치료 중에는 다른 무엇보다 올바른 식사 습관이 중요하다.

⑦ 금연, 금주해야 한다.

항암약물 치료와 일상생활

항암제 치료를 받을 때는 신체적, 정신적, 심리적 피로감을 많이 느끼게 된다. 그러므로 적당한 휴식이 매우 중요한데, 그렇다고 외출을 전혀 하지 않고 침대에만 머물면 더 심한 신체적, 정신적 문제가 생길 수 있다.

① 항상 긍정적인 마음과 태도를 유지하려고 노력한다. 치료 전이나 치료 받는 동안에 걱정과 불안감, 두려움, 슬프거나 우울한 감정을 느끼기 쉽다. 이는 힘든 일을 겪게 되면 일정 기간에 경험하게 되는 정상적인 반응이다. 이를 극복하려는 의지가 중요하고 행동으로 실천하는 것이 좋다.

② 규칙적인 생활을 유지하려고 노력하며 1시간 이하의 가벼운 산책이나 활동을 하는 것이 바람직하다.

③ 오랫동안 누워 있거나 낮잠이 길어지면 불면증을 유발할 수 있고, 일상생활을 유지하기 어려워진다.

④ 다른 이들과 감정을 나누고 말하는 것이 도움이 된다(가족, 친구, 의료진, 환우 모임 참여 등).

⑤ 적당한 기분 전환 방법을 찾고 취미생활을 하면 도움이 된다(뜨개질, 모임, 종교 활동, 명상, 음악 감상, 가벼운 운동, 영화 보기 등).

⑥ 항암제 치료의 부작용이 심하지 않다면 직장생활이나 여행도 가능할 수 있다. 이는 투여되는 항암제의 종류와 환자의 상태, 업무나 여행의 강도 등에 따라 달라질 수 있으므로 의료진과 상담해서 결정한다.

⑦ 항암제 치료가 완료된 후에도 체력 회복에는 시간이 필요한데, 보통 6~12개월 후에는 전과 같은 일상생활을 유지하는 데 어려움이 없다.

08

유방암의 재발과 치료 원칙

김건민 연세암병원 유방암센터 교수(종양내과)

유방암은 다른 암과 달리 수술 후 5년이 지나도 드물지만 재발하는 경우가 있어서 타 암종보다는 오랫동안 추적관찰한다. 재발의 방식에 따라 그리고 유방암의 종류에 따라 치료법이 다양하고 복잡해서 다학제적 접근이 필요하다. 유방암 재발의 유형과 다양한 치료법(표적치료제/면역항암제 등)이 유방암의 세부 아형에 따라 어떻게 사용되고 있는지 알아보자.

유방암 재발의 종류

국소/구역 재발

수술받은 쪽 유방 혹은 흉벽, 또는 주변 림프절(겨드랑이, 쇄골 밑, 내유림프절)에 재발하는 경우이며 재발한 암을 다시 절제하는 것이 치료 원칙이다.

전신 재발

국소/구역 재발 외에 원격 장기(간, 폐, 뼈, 뇌 등등)에 전이가 되어 재발한 경우를 말하며 피부 쪽이나 반대편 겨드랑이 림프절에서 재발해도 전신 재발로 간주한다. 이런 경우 전신 약물 치료를 받는 것이 기본이다.

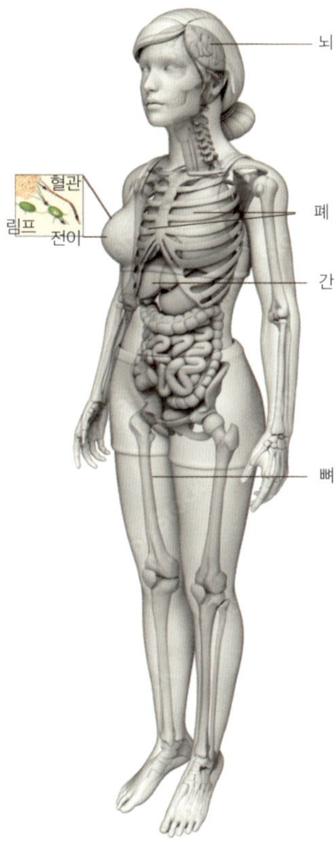

[그림 8-1] 유방암의 주요 전이 부위

Q. 유방암이 재발했는데 몇 기인가요?

"유방암을 처음 진단받았을 때는 주변 림프절, 원격 전이 여부를 확인하여 진행 상태에 따라 1~4기까지 병기를 나누지만, 재발했을 때는 첫 진단처럼 병기를 분류하지 않습니다. 재발은 크게 국소 재발과 전신 재발로 나누고, 전신 재발은 4기에 해당하는 것으로 판단해 치료 방향을 잡고 있습니다."

유방암 아형별 재발의 특징

호르몬 양성 유방암

호르몬 양성 유방암은 재발의 위험도가 다른 두 가지 타입, 즉 HER2 양성, 삼중 음성만큼 높진 않다. 하지만 수술한 지 5년이 넘어도 재발의 위험성이 계속 남아 있어 때로는 20년이 지나서 재발하기도 한다. 그래서 재발 위험이 높은 환자에게는 수술 후 항호르몬제 보조 요법을 5년이 아니라 10년까지 복용하는 것이 권장되고 있다. 재발의 위치로는 뼈 전이가 가장 흔하며, 그 외 간, 폐 전이가 잘되고 상대적으로 뇌 전이는 빈도가 낮은 편이다.

HER2 양성 유방암

HER2 표적치료제가 도입된 후 예후가 호르몬 양성 유방암만큼 좋아지면서 재발 위험성이 과거에 비해 낮아졌지만, 재발은 수술 후

2~3년 사이가 시기적으로 위험성이 가장 높고, 5년이 지나면 재발률이 뚝 떨어진다. 간, 폐 등의 장기 전이가 흔하며 항체 표적치료제의 뇌혈관 장벽 통과의 한계성 때문에 뇌 전이도 상대적으로 높은 편이다.

삼중 음성 유방암

기본적으로 암의 공격성이 높고 전이나 재발의 위험이 높은 유형으로 2~3년 내 빠른 재발이 특징이다. 간, 폐, 뇌 등의 장기 전이가 흔하다. HER2 양성 유방암처럼 5년이 지나면 재발의 위험성은 낮아지지만 BRCA 변이가 있을 때는 새로운 유방암의 발생 위험이 있어서 지속적인 관찰이 필요하다.

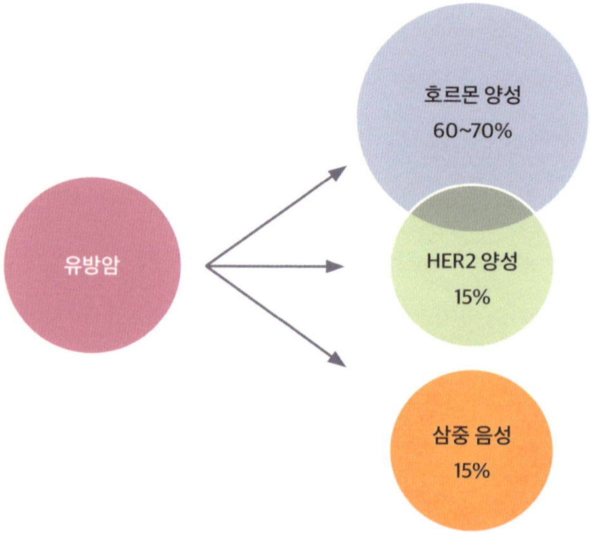

[그림 8-2] 유방암의 아형

재발 암의 치료 원칙

먼저 재발성 유방암 치료의 기본 원칙과 방향에 대해 살펴보자.

재발 조직의 특성 확인

재발이 확인되었을 때는 재발 부위의 조직 검사를 통해 유방암의 유형을 다시 확인하고 치료 계획을 세운다. 그뿐 아니라 치료 약제 선택과 관련 있는 BRCA 변이 여부, PD-L1 발현, PIK3CA 돌연변이, 현미부수체 불안정성(MSI), NTRK 융합 등도 가능하면 확인하도록 권장하고 있다. 실제로 재발했을 때 조직이 원발 부위 유방암의 아형과 다르게 확인되는 경우가 10~20%로 알려져 있으며, 재발 암의 성격에 따라 약제를 선택한다.

재발 유형에 따른 치료

국소 재발일 경우 수술적인 제거와 필요시의 방사선/항암약물 치료가 원칙이다. 호르몬 양성 유방암일 경우 추가 항암 치료는 일반적으로 권장하지 않지만, 삼중 음성 또는 HER2 양성 유방암은 재발 암의 수술적 제거 후에 조기 유방암의 보조 항암 치료와 동일한 원칙으로 항암 또는 표적 치료를 권고하고 있다.

재발 시 항암약물의 선택

재발 시 확인된 유방암의 아형에 알맞은 약물을 선택하되 원발 유방암의 수술 후 보조 요법을 어떤 항암제로 언제까지 받았는지 그리고 그 약제 부작용/후유증이 얼마나 남았는지를 고려하여 약제를 선택한다. 특히 항암제 투약이 끝나고 6개월 이내에 재발했을 때는 이전 약제에 내성이 있었던 것으로 판단하여 2차 치료제를 선택한다. 또한 재발 병소의 위치에 따라서 항암/항호르몬/표적 치료의 선택과 조합을 다르게 할 수도 있다.

재발성 유방암의 아형별 항암약물 치료

이제 유방암의 아형별, 차수별 치료 약제와 그 특징을 살펴보자.

호르몬 양성 유방암

- **기본 치료 원칙**

폐경 전일 때는 난소 억제 주사를 사용하거나 난소 절제 후 폐경 후 환자에게 사용하는 요법을 권장한다. 전이암/재발 암의 치료는 일반적으로 질병이 진행되거나 독성으로 더 투약하기 어려울 때까지 계속 진행된다. 내분비 요법과 표적 치료의 조합이 권장되는 치료이지만 장기 기능이 급격히 악화할 우려가 있을 때는 항암 치료를 먼저 선택할 수 있다.

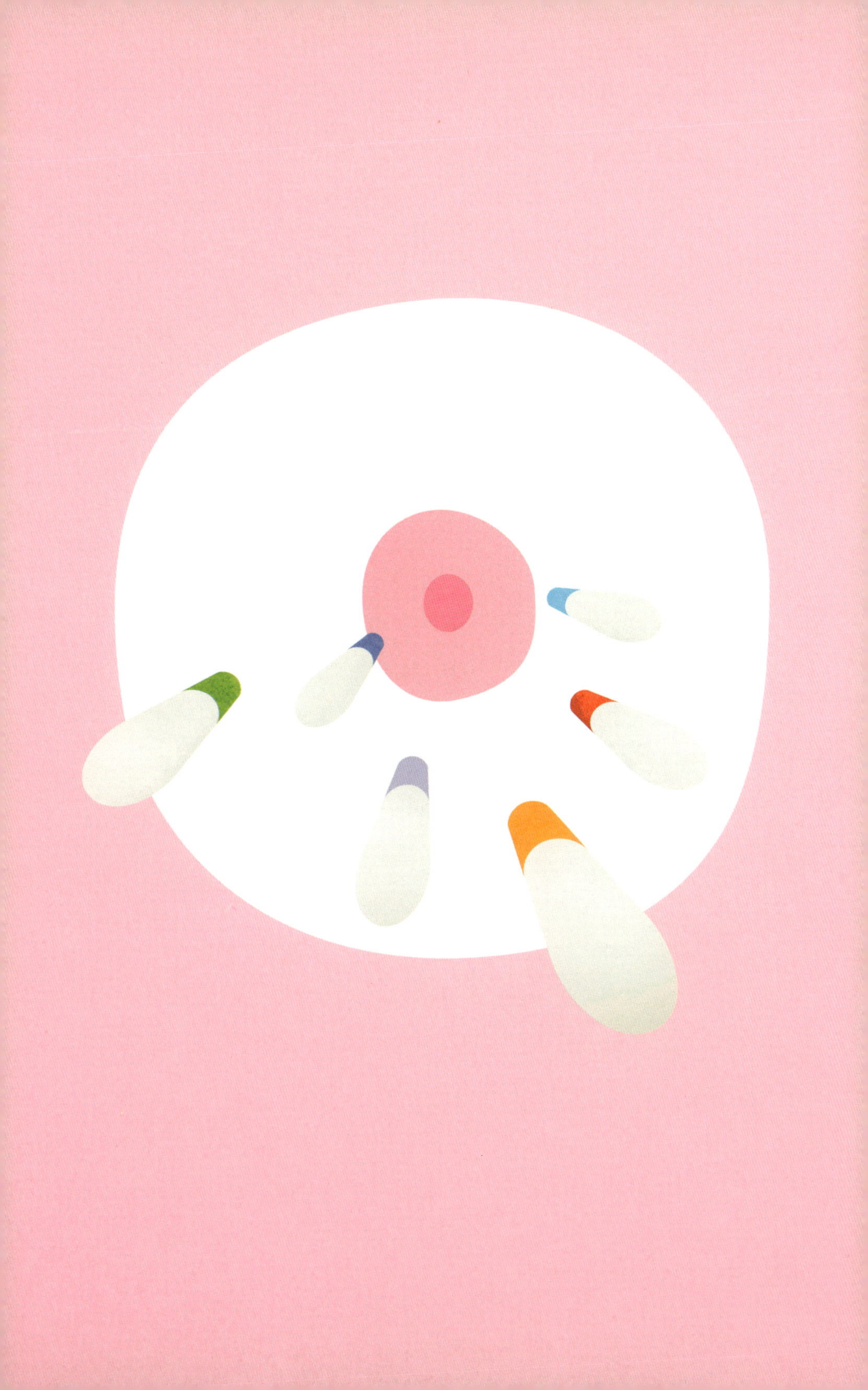

● 주요 내분비 요법과 병용 약제

아로마타아제 억제제

- 레트로졸(letrozole, 상품명: 페마라, 레나라), 아나스트로졸(anastrozole, 상품명: 아리미덱스, 아나스토), 엑스메스탄(exemestane, 상품명: 아로마신)

젊은 여성은 주로 난소에서 에스트로겐이 분비되지만 폐경이 된 여성은 주로 근육, 지방 등 말초 조직에서 '아로마타아제'라는 효소를 매개로 에스트로겐이 생성되기 때문에 아로마타아제 억제제(aromatase inhibitor)는 이 효소를 억제하여 말초 조직에서의 에스트로겐 생성을 억제하는 효과가 있다.

폐경 후 여성에게서 타목시펜(tamoxifen, 상품명: 놀바덱스)보다 치료 효과가 우수한 것으로 알려져 있으며, 최근에는 CDK4/6 억제제와 병용 요법으로 주로 사용된다. 하루 한 번, 한 알 복용하며 약제를 복용하는 환자 중 30~40% 정도에서 관절 강직 및 관절통이 나타날 수 있고 골다공증을 유발할 수 있다. 따라서 골밀도 감소를 개선하기 위한 꾸준히 운동과 칼슘제 복용, 정기적인 골밀도 검사가 필요하다.

항에스트로겐 제제

-풀베스트란트(fulvestrant, 상품명: 파슬로덱스)

에스트로겐의 작용을 억제하는 약으로 한 달에 한 번 근육주사로 투약한다. 보조 내분비 요법으로 아로마타아제 억제제를 사용하던 환자가 투약 중 재발했을 때 파슬로덱스와 함께 CDK4/6 억제제

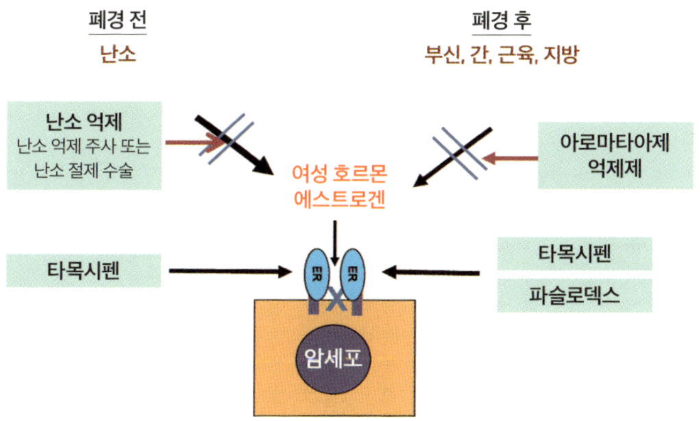

[그림 8-3] 폐경 전/후에 따른 에스트로겐 출처와 약제 작용기전

를 병용 투여한다. 근육통, 관절통, 피로감 등 일반적인 항호르몬 요법의 부작용이 나타나지만 아로마타아제 억제제보다는 덜한 것으로 알려져 있다.

CDK4/6 억제제

-팔보시클립(palbociclib, 상품명: 입랜스), 리보시클립(ribociclib, 상품명: 키스칼리), 아베마시클립(abemaciclib, 상품명: 버제니오)

세 가지의 CDK4/6 억제제가 전이성 호르몬 양성 유방암에 좋은 효과를 보여서 허가되어 사용 중이다. 약제별로 부작용의 종류가 조금씩 다른데, 공통적으로는 호중구 감소증과 피곤함, 피부 발진 등이 나타날 수 있다. 하지만 항암 치료에 의한 호중구 감소증과는 달리 감염 합병증의 위험이 적고 약을 중단하면 호중구 수치가 빠르게 회복하기 때문에 낮은 호중구 수치만으로 백혈구 촉진제를 사용할 필요는 없다.

PI3K 억제제

-알펠리십(alpelisib, 상품명: 피크레이)

PIK3CA 유전자 변이는 약 30~40% 정도로 호르몬 양성 전이성 유방암에서 가장 흔하게 확인되는 유전자 변이다. 이 변이가 있는 환자들은 예후가 불량한데, PI3K 신호전달 경로의 활성으로 내분비 요법에 내성을 유발하고 암의 성장을 촉진한다. 피크레이는 PIK3CA 돌연변이가 있는 호르몬 양성 전이성 유방암에서 2차 요법으로 파슬로덱스와 병용 요법으로 허가되어 사용 중인데, 하루 한 번 두 알씩 경구 복용한다. 부작용으로 빈혈, 안구건조, 설사, 구역, 고혈당, 식욕저하 등이 있다.

mTOR 억제제

-에베로리무스(everolimus, 상품명: 아피니토)

아피니토는 mTOR 억제제로 아로마신과 병용 요법으로 2차 치료로 허가되어 있다. 하루 한 번 경구 복용하는데, 구내염과 고혈당이 부작용으로 나타난다. 구내염 예방을 위해 스테로이드 가글을 처음부터 처방한다.

• 차수별 권장 요법

1차 요법

CDK4/6 억제제와 내분비 요법(아로마타아제 억제제)의 병용 요법을 1차 요법으로 권장한다. 세 가지 CDK4/6 억제제(입랜스, 키스칼리, 버제니오)의 직접 비교 연구는 없어서, 약제별 부작용의 차이와 환자의 기저질환 등의 특성을 고려하여 선택하도록 권장하고 있다. 보조 요법으로 아로마타아제 억제제를 복용 중에 재발했을 때는 아로마타아제 억제제 내성 상태로 보고 파슬로덱스와 CDK4/6 억제제 병합 요법을 권장한다. 폐경 전 여성의 경우 난소 억제제와 함께 아로마타아제 억제제, 키스칼리 병용 요법이 임상 연구 결과에 따라 급여로 허가되어 사용되고 있다. 일부 고령의 기저질환이 많은 환자의 경우 내분비 요법 단독 치료도 고려할 수 있다.

2차 요법

CDK4/6 억제제와 내분비 요법을 사용하다가 내성이 생긴 경우 ESR1, PIK3CA, BRCA 변이 여부를 확인하는 것을 권장한다. PIK3CA 변이가 있는 경우 파슬로덱스와 피크레이 병용 요법을, BRCA 변이가 있는 경우 파프 억제제[올라파립(olaparib, 상품명: 린파자), 탈라조파립(talazoparib, 상품명: 탈제나)]를 권장한다. 이 외에 아로마신과 아피니토 병합 요법, 파슬로덱스 단독 요법 등도 고려할 수 있다.

3차 요법

3차 요법에서는 내분비 요법에 감수성이 있는지를 판단하여 다른 내분비 요법을 선택할지 항암 치료로 전환할지 선택이 필요하다. 항암 치료를 선택한다면 단일 제제의 순차적인 치료를 권장하는데, 탁산(taxane)과 안트라사이클린(anthracycline) 계열의 항암제를 우선 고려하는 것을 권장한다. 그 외에 젤로다, 나벨빈, 젬자, 백금항암제 등이 있고 어느 약제가 우선순위라고 할 수 없으므로 부작용과 나이, 기저질환 등을 고려하여 선택한다.

HER2 양성 유방암

• 기본 치료 원칙

HER2 신호가 과발현되어서 종양의 성장과 전이가 되는 타입의 유방암이기 때문에 HER2 차단제와 항암제의 병합 요법이 재발성/전이성 HER2 양성 유방암의 기본 치료 방향이다. 항암제의 경우 6~8회 HER2 차단제와 같이 사용하고 중단하며 이후에는 HER2 차단제만 유지 요법을 질병이 진행될 때까지 계속하는 것이 원칙이다. 최근에는 호르몬 양성이면서 HER2 양성인 삼중 양성 유방암의 경우 내분비 요법과 HER2 차단제를 병합하는 요법이 임상 연구 중이다.

• HER2 차단 약제

트라스투주맙(trastuzumab, 상품명: 허셉틴, 허쥬마)

가장 먼저 개발되고 허가된 HER2 차단 단클론 항체 약제로 3주 간격으로 정맥주사 또는 피하주사로 투약한다. 정맥주사 방식은 1차 치료에는 로딩 용량으로 8mg/kg으로 투약하고 2차부터는 유지 용량인 6mg/kg를 투약하며 피하주사는 체중에 상관없이 600mg의 고정 용량으로 투약한다. 전이암에서는 단독 치료보다는 주로 퍼제타와 병용 요법으로 사용된다. 주된 부작용으로 과민반응과 심장독성이 있으며, 심장 기능을 3개월 간격으로 확인해서 투약을 지속할지 결정하고 있다.

퍼투주맙(pertuzumab, 상품명: 퍼제타)

퍼제타는 HER2의 수용체가 서로 결합하는 부위를 차단하여 HER2 신호 활성화를 억제하는 역할을 하여 허셉틴과 병용 요법으로 치료 효과를 극대화하는 결과를 보여 주었다. 허셉틴과 마찬가지로 3주 간격의 정맥주사 투여를 하고 1차 로딩 용량은 840mg, 2차부터 유지 용량은 420mg으로 질병의 진행 전까지 계속 투약하는 것이 권고된다. 설사, 과민반응, 심장독성 등의 부작용이 있으며, 항암제와 같이 투약할 때 설사가 더 심한 것으로 알려져 있다.

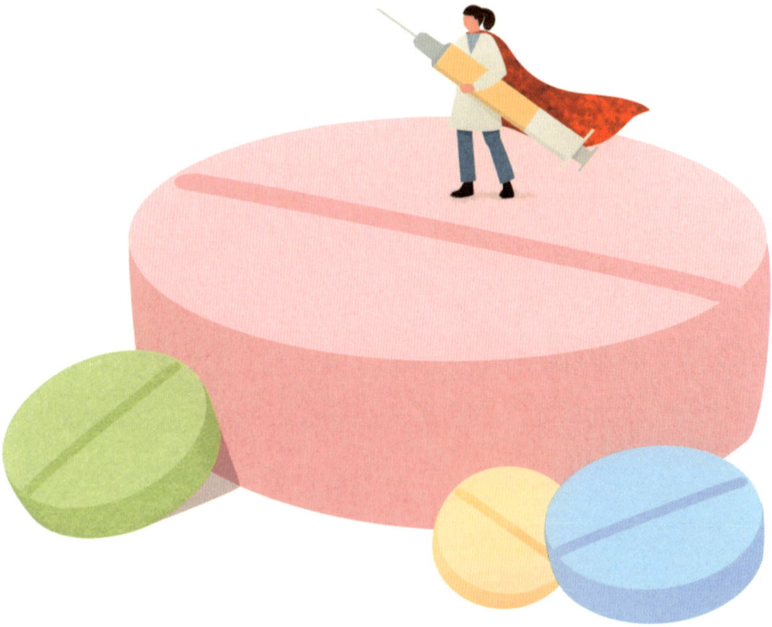

트라스투주맙 엠탄신(trastuzumab emtasine, 상품명: 캐싸일라)

캐싸일라는 항체-약물 접합체(Anti-Drug Conjugate, ADC)라는 종류의 약이다. HER2 차단 항체인 허셉틴에 DM1이라는 항암제를 붙여서 암세포의 HER2 수용체에 약제가 결합하면 항암제가 암세포와 그 주변에 작용하는 기전으로 작용한다. 단순 표적치료제보다는 항암제와 관련된 독성이 나타날 수 있으며, 주된 부작용은 혈소판 감소증, 간 기능 이상, 피곤함, 구역감 등이 있다.

트라스투주맙 데룩스테칸(trastuzumab deruxtecan, 상품명: 엔허투)

가장 최근 허가된 HER2에 대한 항체-약물 접합체로 캐싸일라 치료에 실패했던 환자들을 대상으로 괄목할 만한 치료 효과를 보여서 2차 치료제까지 허가되었다. 현재 전이암의 1차 치료제로서 효과에 관한 임상 연구가 조기 유방암의 선행/보조 요법 임상 연구와 함께 진행되고 있다. 또한 저발현 HER2 환자에게서도 엔허투의 효과가 입증되어 미국에서는 허가를 받았고, 국내에서는 허가 확장을 기다리고 있다.

캐싸일라와 달리 항체와 항암제의 비율이 더 높아서 항암제 관련 부작용인 탈모, 구역, 구토, 빈혈, 호중구 감소증, 혈소판 감소증, 간 기능 이상 등이 나타나며, 드물게는 약물 유발 폐렴이 생길 수 있으므로 적절한 모니터링이 꼭 필요하다.

라파티닙(lapatinib, 상품명: 타이커브)

EGFR과 HER2의 티로신 키나아제 억제제로 하루 한 번 다섯 알을 경구 복용하고, 젤로다와 병용 요법으로 3차 혹은 이후 요법으로 사용되고 있다. 주된 부작용으로 설사, 구내염, 구역, 발진, 수족증후군이 있다. 현재 국내 보험 기준으로는 급여 적용을 위해서 안트라사이클린 항암제를 먼저 사용했어야 한다는 조건이 있다. 캐싸일라와 엔허투가 허가되어 사용되면서 상대적으로 더 나중에 투약되고 있다.

투카티닙(tucatinib, 상품명: 투키사)

아직 국내에 허가되지 않아 사용할 수 없지만 투키사는 허셉틴과 젤로다의 3제 복합 요법으로 HER2 양성 전이암의 2차 요법에 허가되었다. 주된 부작용으로 설사, 구역, 구내염, 간 기능 이상 등이 있으며, 뇌 전이가 있는 환자들에게도 치료 효과를 보인 것이 주목할 만한

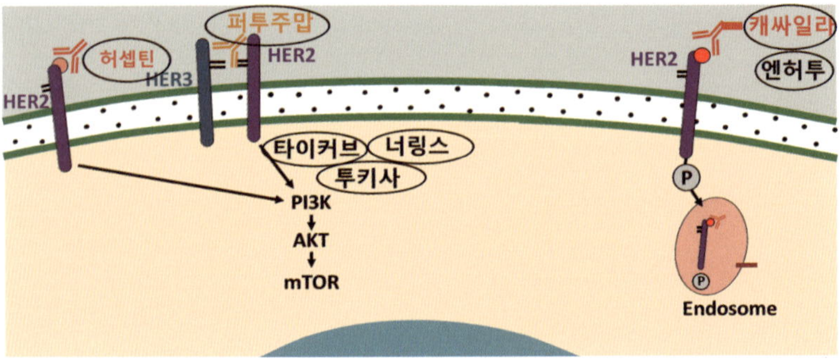

[그림 8-4] HER2 표적치료제의 작용 부위

점이다.

최근에는 캐싸일라와의 병용 요법에서도 좋은 결과가 나오면서 HER2 양성 유방암 치료 영역을 넓히고 있다.

● 차수별 권장 요법

1차 요법

허셉틴/퍼제타/도세탁셀의 3제 요법이 호르몬 수용체 양성 여부와 상관없이 권장되는 1차 요법이다. 도세탁셀(docetaxel)은 최소 6주기까지 투약하고 상태에 따라 계속 유지하거나 6~9차까지 투약 후 중단한다. 항암제를 중단하고 HER2 차단제 유지 요법 기간에 삼중 양성 타입은 항호르몬 치료를 추가할 수 있다. 보조 요법으로 허셉틴/퍼제타를 사용했을 경우 12개월 이내에 재발하면 2차 요법 약제를 투약하는 것을 권고한다.

2차 요법

엔허투가 가장 권장되는 2차 요법이지만 아직 약을 사용하기 어려울 때는 캐싸일라를 차선책으로 사용할 수 있다. 국내에서는 아직 허가되지 않았지만 투키사/허셉틴/젤로다의 조합도 뇌 전이가 있는 경우 고려할 수 있다.

3차 요법

1차, 2차 요법에서 사용한 약제에 따라서 3차 이후 요법의 약제를 선택하는데, 젤로다/타이커브, 캐싸일라, 엔허투 모두 이전 치료력에 따라 사용할 수 있다. HER2 양성 유방암에는 HER2 신호를 지속적으로 차단하는 것이 권장되기 때문에 이와 같은 치료 옵션이 없는 경우 HER2 차단제와 항암제의 병용 요법을 고려할 수 있다.

삼중 음성 유방암

● 기본 치료 원칙

삼중 음성 유방암은 ER, PR, HER2 발현이 없는 유방암으로 전체 유방암의 15% 정도를 차지하는 것으로 알려져 있다. 재발 시에 내부 장기 전이가 흔하고 공격성이 강하고 예후가 나쁜 타입이라서 세포독성 항암제의 병합 요법을 고려한다.

최근 면역항암제 키트루다가 PD-L1 양성 삼중 음성 유방암에 허가되어 사용되고 있다. BRCA 변이가 있는 경우 파프 억제제, 그리고 항체-약물 접합체인 트로델비가 허가되었으나 아직 세 가지 약제 모두 보험급여 적용이 안 되어서 제한적으로 사용 중이다.

항암 치료는 질병이 진행되는 동안 지속적으로 계속하는 것이 권장되며, 뇌 전이의 위험성이 높아서 의심될 때는 뇌 MRI 검사를 바로 진행해야 한다.

● 삼중 음성 유방암에 사용되는 표적치료제

면역항암제

-펨브롤리주맙(pembrolizumab, 상품명: 키트루다)

대표적인 면역관문 억제제로 다양한 암종에서 허가되었고 삼중 음성 유방암에서도 PD-L1 양성인 경우 1차 요법으로 항암 치료와 병용 요법으로 허가되어 사용 중이다. 3주 간격으로 정맥주사로 투여하고, 병의 악화 전까지 유지하거나 2년간 사용하고 경과를 지켜보기도 한다. 면역세포의 활성을 올려주는 역할을 하기 때문에 관련 부작용이 생길 수 있고, 흔한 부작용은 갑상선 기능 이상, 피부 발진, 피곤함 등이 있고 드물지만 폐렴, 장염, 부신 기능 저하 등도 올 수 있다.

항체약물접합제

-사시투주맙 고비테칸(sacituzumab govitecan, 상품명: 트로델비)

트로델비는 삼중 음성 유방암에 처음 허가된 항체-약물 접합체로 TROP-2를 대한 표적으로 하고 SN-38이라는 TOP1 억제제를 결합하고 있는 약제이다. TROP-2는 유방암에서 90% 이상 발현하고 있는 항원으로 특히 삼중 음성 유방암의 임상 연구에서 대조군인 항암제보다 무진행 생존 기간과 전체 생존 기간을 향상시켜 허가되었다. 3주에 두 번 1일째와 8일째 정맥주사로 투약한다. 부작용은 호중구 감소증, 설사, 빈혈, 피로, 구역, 구토 등 항암제 부작용과 유사하다.

파프 억제제

-올라파립(olaparib, 상품명: 린파자), 탈라조파립(talazoparib, 상품명: 탈제나)

BRCA 변이가 있는 유방암 환자들에서 2차 약제로 허가되었으며 하루 한 번 경구 복용한다. 두 가지 약제 모두 단독 요법으로 항암 치료에 비해 무진행 생존 기간과 전체 생존 기간의 향상을 입증했다. 부작용으로 빈혈, 혈소판 감소증, 구역, 구토, 피로 등이 있다. 삼중 음성 유방암뿐 아니라 호르몬 양성 유방암에서도 동일하게 적응증을 받았다.

● 차수별 항암 치료

1차 요법

PD-L1 양성은 키트루다와 항암제(파클리탁셀, 아브락산, 젬자/카보플라틴)를 권유하고 BRCA 변이가 있는 PD-L1 음성은 린파자 또는 탈제나와 같은 파프 억제제를 고려할 수 있다. PD-L1 음성/BRCA 변이가 없는 경우는 환자의 나이, 이전 항암 치료, 재발 시기, 전이 상태 등을 고려하여 탁산 항암 단독 치료를 선택하거나 장기 부전이 임박했다고 판단될 때는 병용 항암요법 또는 아바스틴과 항암제 병용 요법을 고려한다.

2차 요법

탁산 또는 안트라사이클린에 내성이 생긴 경우 트로델비가 우선 고려될 수 있지만, 현재 보험 급여 적용이 되지 않는 상황이라 제한적으로 사용하고 있다. 그 외 세포독성 항암 치료는 할라벤, 젤로다, 나벨빈, 젬자 등의 약제를 순차적으로 사용하고 있다.

뇌 전이의 치료

허투(HER2) 양성 유방암과 삼중 음성 유방암은 뇌 전이 빈도가 호르몬 양성 유방암에 비해 높다. 따라서 두통이나 오심, 어지럼증, 그 외의 신경학적 증상이 있으면 적극적으로 뇌 전이에 대한 감별을 위해서 뇌 MRI 검사를 시행한다. 뇌-혈관 장벽 때문에 일반적인 항암제와 표적치료제는 뇌 전이 부위에 약이 전달되지 않아서 수술이나 방사선 치료, 감마나이프와 같은 국소 치료가 중요하다.

허투 양성 유방암의 경우 뇌 전이 치료 가이드라인이 따로 있다. 뇌 전이 외에 다른 부위가 잘 조절되고 있다면 현재의 전신 치료를 유지하면서 뇌 전이에 대한 국소 치료를 추가하는 것을 권장한다. 또한 최근 투키사와 엔허투 등의 표적치료제는 뇌 전이에도 반응이 좋다고 보고되어 치료 옵션이 더 넓어졌다.

09

유방암 환자의 삶의 질을 높이는 재활치료

임상희 세브란스병원 재활의학과 교수

우리나라에서 유방암의 발생률은 꾸준히 증가하고 있지만, 조기 진단과 치료법의 발전으로 치료 결과도 지속적으로 향상되고 있다. 그 결과 유방암 환자의 치료 목표는 단기적인 '생존'에서 암 치료 이후 '양질의 삶'을 사는 것으로 변화하였으며, 암 재활에 대한 관심도 점차 높아지고 있다.

유방암 예방부터 치료의 모든 과정에 함께하는 암 재활

'암 재활'은 암 치료 과정의 모든 시점에서 암 자체 또는 암 치료와 관련된 신체 조직 손상과 관련된 다양한 증상, 일시적 또는 영구적 기능 저하를 재활의학과 전문의와 치료팀이 체계적으로 평가, 진단, 치료하는 의학의 분야이다. 최고의 치료는 예방이라고 하는데, 암 재활에서는 발생 가능한 증상과 기능 장애를 예측하고 대비해서 이를 최대한 예방하고 회복하는 데 목표를 둔다. 따라서 암 재활은 암 환자의 삶의 질을 높이는 데 매우 중요한 역할을 한다.

유방암 환자의 암 재활은 ① 많은 암 환자에게 공통으로 나타나는 신체 증상과 기능 장해에 대한 암 재활, ② 유방암 환자에게만 특징적으로 나타나는 신체 증상과 기능 장해의 암 재활로 나누어 볼 수 있다.

암 환자에게 공통으로 나타나는 신체 증상 및 기능 장해

암 환자가 공통으로 빈번하게 호소하는 증상에는 피로, 통증, 손발 저림, 근골격계 증상 등이 있다. 이러한 증상은 유방암 환자의 암 치료 과정뿐만 아니라 치료를 종료한 시점에도 발생하거나 지속될 수 있다.

● 암성 피로

암성 피로는 암과 관련되어 지속되는 피곤함과 기진맥진함을 의미한다. 많은 암 환자가 일상생활에 지장을 받을 정도라며 빈번하게 피로를 호소하곤 한다. 암성 피로에서 더 나아가 식욕 부진, 위장관계 합병증과 심각한 체중 감소, 근육 소실, 체력 저하가 동반되기도 한다. 이러한 상태에서는 일상생활이 어려워지고 항암 치료와 같은 암 치료를 더 지속하지 못하는 경우도 많다. 이때는 적극적인 영양 공급과 함께 체력 유지 또는 호전을 위한 재활치료가 필요하다. 재활의학

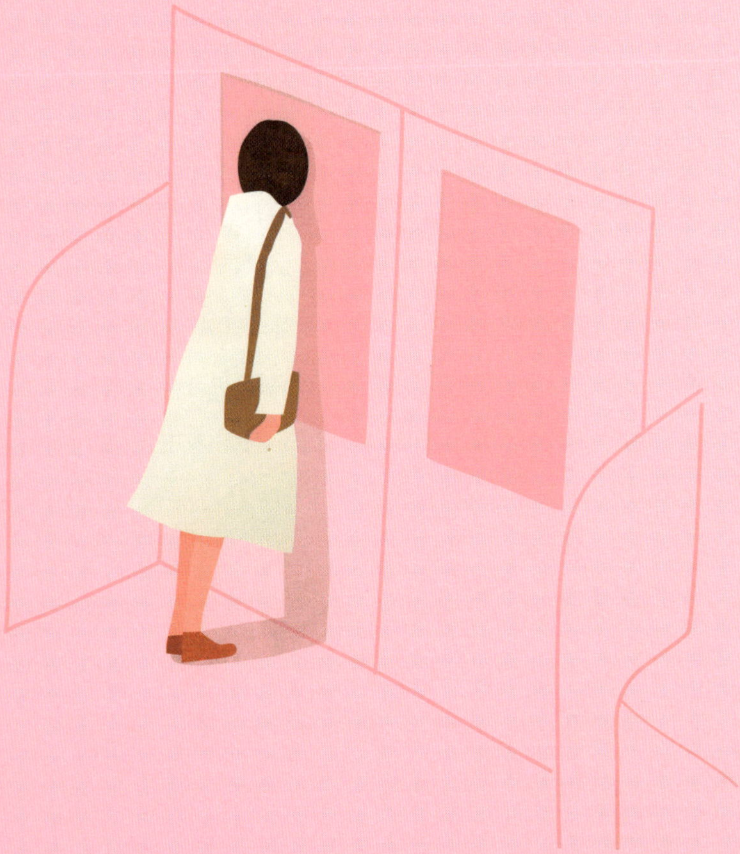

과 전문의의 처방에 따라 재활 운동 치료 강도와 양을 점차 증가시키면서 피로를 완화하고, 힘든 암 치료 과정을 좀 더 수월하게 견딜 수 있다(유방암 환자의 운동: 191쪽).

• 항암 치료 관련 말초신경병증

말초신경병증은 항암약물이 말초신경계를 손상시켜 발생한다. 손과 발의 말단 부분에 증상이 가장 심하게 나타나고, 통증, 저림, 감각 이상 또는 운동 기능 장애와 같은 증상이 생길 수 있다. 이러한 증상은 약물의 종류, 용량, 치료 기간에 따라 다르게 발현되며, 일부 환자는 치료 후에도 지속되는 경험을 하게 된다.

말초신경병증의 증상이 있을 때는 재활의학과 진료를 통해 신경 손상과 증상의 정도를 평가하고 조기에 치료를 시작해야 한다.

말초신경병증의 회복은 환자 개개인의 특성에 따라 수개월에서 수년에 걸쳐 일어나는데, 회복 전까지 낙상과 같은 부상을 당하지 않도록 주의하고, 적절한 운동을 통해 컨디션을 양호하게 유지하는 것이 중요하다. 지팡이, 워커, 발목 보조기, 보행 벨트와 같은 보조 도구를 한시적으로 사용하여 부상을 예방하고 신체 활동량을 늘릴 수 있다. 컨디션 회복을 위해서는 아주 짧은 시간이라도 운동을 하는 것이 전혀 하지 않는 것보다 큰 도움이 되는데, 운동 시간과 강도를 점차 늘리는 게 빠른 회복을 위한 지름길이다.

말초신경병증에 대해 시도할 수 있는 비약물적 요법에는 전기 치료를 포함한 물리 치료, 운동 치료, 항산화제를 포함한 건강보조식품, 생활양식중재, 침과 같은 보완대체요법 등이 있다. 하지만 그 효과가 명확히 입증된 것은 없으므로, 재활의학과 의사와 상의하여 치료법을 결정하는 것이 바람직하다.

걷기, 자전거 타기, 정원 가꾸기 등의 신체적 활동 증가는 말초신경병증 회복 촉진에 도움이 된다고 알려져 있다. 현재까지의 임상 연구에서 운동 치료를 통한 말초신경장애의 주관적 증상 완화는 뚜렷하지 않으나 전반적인 체력, 근력, 삶의 질 향상에 효과가 있는 것은 사실이다. 그러므로 재활의학과 의사와 상의하여 관절가동범위 운동, 유산소 운동, 근력 운동 등의 암 재활 운동을 하는 게 환자에게 여러모로 도움이 될 것이다.

유방암 환자에게 나타나는 특징적인 신체 증상 및 기능 장해

유방암을 진단받게 되면, 질병 자체의 치료에만 집중하고, 치료 과정에서 발생하는 문제들은 '어쩔 수 없이 참고 감내해야 할 부수적인 문제'라고 인식하는 경우가 많다. 어떠한 문제라도 발생 전에 예방하고, 어쩔 수 없이 발생하였다면 조기에 치료해야 좋은 결과가 나올 수 있다. 불편한 증상이 있으면 적극적으로 재활의학과 의사와 상의하여 조금이라도 빠르게 불편함에서 벗어나야 한다.

● 어깨 기능 장애 및 통증

유방암 치료와 관련하여 다양한 원인으로 어깨 관절가동범위의 제한이 생길 수 있다. 수술 자체에 의한 통증 또는 수술 부위 움직임에 대한 두려움으로 어깨 사용을 장기간 제한했을 때는 일반적으로 '오십견'이라고 불리는 상황이 빈번하게 발생한다. 수술 후 2~3개월이 지난 후에도 팔이 잘 올라가지 않고 통증이 있어 속옷 입기, 머리 빗기와 같은 간단한 일상생활 동작을 수행하기 힘들고, 심지어 통증으로 잠을 못 이루는 경우가 지속된다면 재활의학과 전문의와 상의하는 것이 바람직하다.

최근에는 이러한 문제가 발생하기 전에 사전 재활을 통해 문제 발생 가능성을 인지하고, 예방을 위한 어깨 관절 운동을 교육받고 시행하고 있다. 통증이 이미 발생했다면 원인에 대한 정확한 진단을 통해 관절가동범위 운동만으로 호전될 수 있는지, 주사 시술, 약물과 같은 부가적인 치료가 필요한지를 결정하여, 통증 감소, 운동 범위 회복뿐만 아니라 이차적으로 발생할 수 있는 근골격계 합병증을 방지해야 한다(유방암 수술 후 상지 운동: 194쪽).

● 액와막 증후군

액와막 증후군은 유방암 수술 환자에게서 빈번하며 수술 2~4주 이내에 발생할 수 있지만 수술 후 수개월부터 수년 후에도 발생할 수 있다. 림프절 절제술 후 혈관, 림프관 등을 감싸고 있는 연부 조직이 손상을 받아 발생하는 것으로 알려져 있으며, 겉으로 보이거나 만져지는 줄과 같은 조직이 겨드랑이 아래, 팔, 복부 쪽에 부분적으로 또는 연결되어 형성되는 것을 가리킨다. 팔을 사용할 때 통증이나 불편감을 일으키고 이로 인해 어깨 관절 또는 팔꿈치 관절 구축이 유발되기도 한다. 이때는 재활의학과 의사의 처방으로 스트레칭과 운동 치료를 시행하면 대부분 호전되며, 통증이 심할 때는 비스테로이드성 소염진통제를 복용하는 게 도움이 된다.

• 감각 이상

유방암 수술 후 감각 이상은 흔한 부작용 중 하나로, 주로 수술 부위 또는 그 주변에 나타난다. 원인으로는 수술 중 겨드랑이 신경과 같은 주변 신경 손상, 수술 부위의 염증 또는 흉터 형성으로 인한 주변 조직의 압박, 방사선 치료로 인한 감각 이상이 발생할 수 있다. 시간이 지남에 따라 대부분 감각 이상 증상이 점차 호전되지만, 일부 환자는 장기간 증상을 경험할 수도 있다.

• 관절통과 근육통

유방암 환자에게는 여러 원인에 의해 통증이 일어날 수 있는데, 호르몬 치료 특히 아로마타아제 억제제의 사용과 에스트로겐의 급격한 감소가 가장 빈번한 원인이다. 관절통과 근육통이 생겼다면 의사와 상의하여 적절한 치료법을 선택한다. 이때 통증의 원인이나 강도,

지속 시간 등에 따라 치료 방법이 달라질 수 있다. 비스테로이드성 소염진통제(NSAIDs)를 복용하여 통증과 염증을 줄일 수 있고, 스트레칭과 함께 꾸준한 운동이 도움이 되는데 수영, 요가, 걷기와 같은 저강도 운동이 통증 완화에 효과적일 수 있다. 온열 치료와 같은 물리 치료도 도움이 될 수 있지만, 림프부종의 위험이 있는 상지의 경우에는 주의가 필요하다. 비타민D와 칼슘 보충제가 골 손실을 예방하고 통증을 줄이는 데 도움을 줄 수 있다.

● 림프부종

림프부종은 유방암 치료와 관련된 대표적인 근골격계 합병증이다. 림프절을 절제하거나 방사선 치료를 시행하면 림프 기능이 저하되어 치료를 시행한 팔이 붓고 심한 경우 세균감염 등 합병증까지 생길 수 있다. 과거에는 적절한 예방 및 관리가 되지 않아 림프부종이 심하게 진행된 후 치료를 시작하는 경우가 흔했다. 최근에는 림프부종의 위험도가 높은 환자를 발생 이전부터 관리하여 발생 자체를 예방하고, 림프부종이 발생하면 조기에 진단하고 치료를 시작하여 뒤늦은 치료보다 좋은 치료 결과를 나타내고 있다.

림프부종 치료를 위해서는 압박, 림프액 배출 마사지, 림프순환 운동, 피부관리를 포함한 복합림프감소치료를 시행하는데, 효과적인 치료를 위해 환자와 보호자 교육을 시행하며 치료 과정 전반에 걸쳐 정기적으로 부종 상태를 평가한다. 최근 보존적 치료의 경과를 보면서 부종 호전 또는 부종의 진행을 최소화하기 위해 림프관을 정맥에 연결하거나 림프절을 이식하는 등의 수술적 방법도 활발하게 시행되고 있다. 림프부종이 진행되었더라도 적절하게 치료하면 더 이상의 진행을 최소화하고 삶의 질을 높일 수 있으므로, 포기하지 않고 꾸준히 관리하는 것이 중요하다.

기억할 점!

유방암 치료와 관련하여 발생할 수 있는 문제는 매우 다양하다. 현재 유방암 환자의 재활은 환자 개개인의 특성에 맞추어 진행되고 있고, 다양한 재활치료 프로그램이 꾸준히 개발되고 있다. 유방암 치료 후에 발생하는 몸의 변화를 참기만 할 필요는 없다. 혼자 걱정하거나 두려워하지 말고 적극적으로 재활의학과의 도움을 받으면 된다. 그러한 마음가짐이 암 치료 후 빠른 회복과 일상으로의 복귀, 궁극적으로는 삶의 질 향상을 이룰 수 있는 지름길이 될 것이다.

유방암 환자의 운동

유방암 치료 후 전신 운동

운동은 유방암 재발률 감소, 생존율 증가뿐만 아니라 암으로 인한 피로 개선, 림프액 순환 증진, 수술 후 회복 촉진, 항암 치료의 부작용 감소, 골밀도 유지, 항호르몬제로 인한 근육통과 관절통의 완화, 불면증 개선, 정신건강 증진 등의 효과를 통해 삶의 질을 높여 준다.

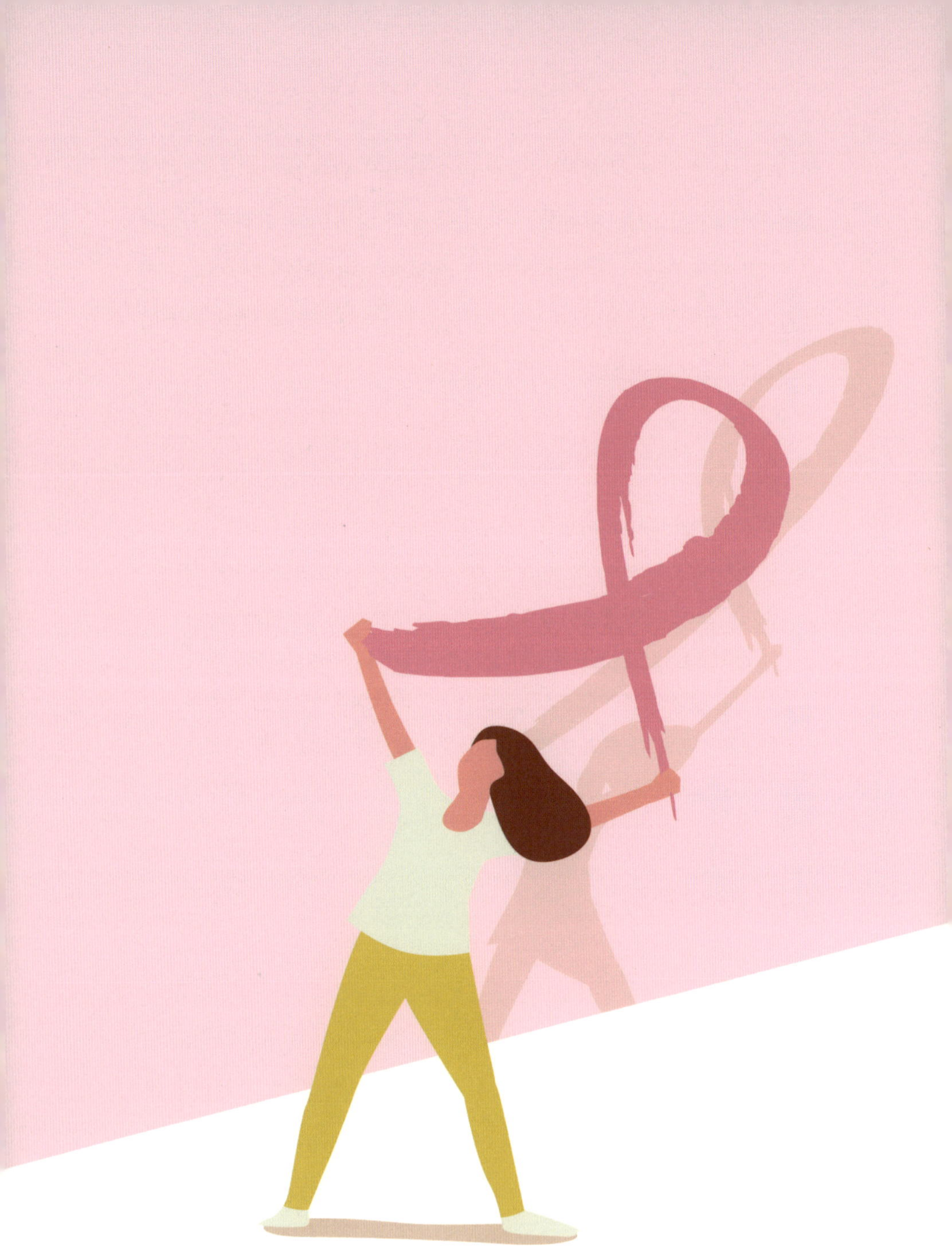

개별 환자의 진단, 치료 단계, 전반적인 건강 상태, 이전의 운동 습관 등 많은 요인에 따라 시행 가능한 운동이 달라질 수 있으므로 재활의학 전문의와 상의하여 운동의 종류와 강도를 결정하도록 한다.

일반적으로 암 환자 및 암 생존자에게 권장되는 운동 권고량은 건강한 일반인과 같다. 그러므로 암 치료 이후 체력이 저하되었더라도 자신이 즐길 수 있는 운동을 찾아보자. 낮은 강도로라도 현재의 체력에 맞추어 꾸준히 운동하면서 점차 강도를 높여 나가면서 이전의 체력을 회복하고, 더욱 건강한 체력을 지닐 수 있을 것이다.

[유방암 환자의 운동 종류와 방법]

종류	방법	예시
유연성 운동 (스트레칭)	근육과 인대의 유연성을 유지하고, 운동할 때 부상의 위험을 감소시킨다. 3세트씩 하루 2회, 주 3회 이상 실시하는 게 좋다. 또한 운동 전후에도 10~15분간 준비 운동과 마무리 운동으로 시행한다.	
유산소 운동	땀이 날 정도의 약간 힘이 드는 중강도의 유산소 운동을 주 3회, 150분 이상 시행하거나 고강도 유산소 운동을 주 75분 이상 시행한다.	걷기, 조깅, 수영, 아쿠아로빅, 실내 자전거, 댄스, 산행
근력 운동	주 2일 이상, 큰 근육군의 운동을 한다. 경도의 피곤함 수준으로 시작하여 점차 강도를 높인다.	아령 들기, 고무밴드를 이용한 상지와 하지 근력 운동, 스쿼팅

[운동할 때 주의할 점]

- 유산소 운동에서 중강도 운동은 '옆 사람과 대화를 할 수 있는 정도'의 운동을, 고강도 운동은 '숨쉬기가 힘들어 대화하기 어려운 정도'의 운동을 의미한다. 유방암 치료 후 전신 컨디션이 저하되어 운동이 어려운 경

우라도 안 하는 것보다 조금이라도 하는 게 낫다. 5분의 짧은 시간이라도 운동을 시작하여 서서히 시간과 강도를 늘리는 것이 좋다.

- 림프부종에 대한 염려로 유방암 수술한 쪽의 팔을 사용하지 않는 경우가 많다. 그러나 적절한 운동은 림프부종 발생의 위험도를 높이지 않는 것으로 보고되어 있으며, 오히려 림프 흐름을 촉진할 수 있으므로 상지 근력 운동을 시행하는 것이 좋다. 단, 저강도로 시작하여 서서히 강도를 높여 가고, 푸시업 또는 플랭크 등과 같이 체중을 상지에 부담하는 운동은 림프부종 발생 위험을 높일 수 있으므로 제한한다.

유방암 수술 후 상지 운동

유방암 수술 후 시기에 적합한 운동을 시행해야 관절 구축, 지속되는 통증과 같은 합병증을 예방할 수 있다. 상지 운동은 수술 2~3일 후부터 시작하는데, 처음에는 천천히 무리하지 않고 하루 3~4회를 시작으로 횟수와 강도를 늘려 간다. 보통 상처가 완전히 회복되는 수술 6~8주 후에는 어깨의 관절가동범위를 수술 전의 범위로 회복하도록

[유방암 수술 후 시기별 운동법]

시기	방법
수술 직후	심호흡을 하면서 주먹 쥐고 펴기를 반복한다.
수술 2~3일 후	팔을 통증 없이 들어 올릴 수 있는 정도까지만 천천히 앞과 옆으로 올려 준다.
수술 1~2주 후 (봉합사와 배액관 제거 후)	팔을 90도 이상 앞과 옆으로 올리는 운동을 천천히 반복적으로 시행하며, 수술 전과 같은 팔 운동 가동 범위가 될 때까지 점차 운동 범위를 늘려 간다. 일반적으로 수술 후 2~3개월이 되면 팔 운동이 자연스럽게 된다.

한다. 단, 성형 수술을 동시에 진행했을 때는 성형외과 주치의 또는 재활의학과 주치의와 상담 후 지시에 따라 운동한다.

[관절가동범위 운동할 때 주의점]

- 스트레칭 자세로 최소 20초를 유지한다.
- 10회를 반복하고 하루 3회 이상 시행한다.
- 과한 통증이 올 정도로 무리하지 말고 서서히 진행한다.
- 수술 배액관 제거 후 4~6주 내에 정상 관절가동범위로 돌아가도록 한다.
- 운동 후 통증이 심하면 재활의학과 주치의와 상의한다.

• 팔 앞으로 들기

벽을 따라 팔이 머리 위로 몸과 일자가 될 때까지 앞으로 올린다.

• 팔 옆으로 들기

벽을 따라 팔이 머리 위로 몸과 일자가 될 때까지 옆으로 올린다.

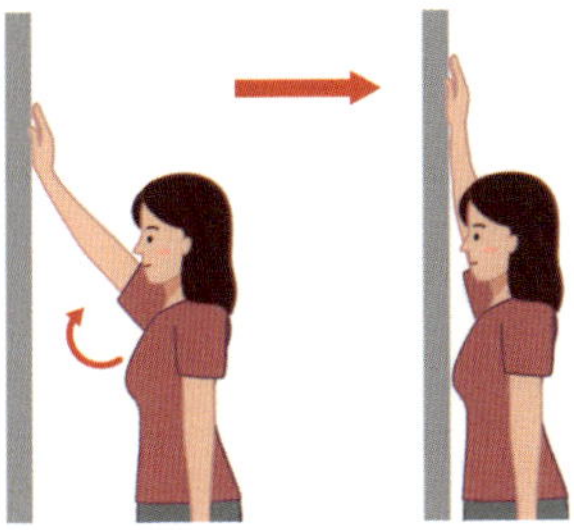

팔 앞으로 들기

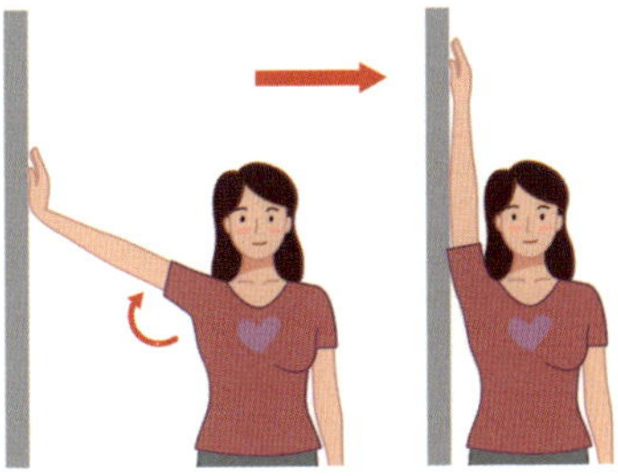

팔 옆으로 들기

• **모서리에서 벽 밀기**

벽 모서리에 양 손바닥을 대고 가슴이 열리는 느낌이 들도록 지그시 눌러 준다.

이때 날개뼈는 몸 중심으로 모이게 된다.

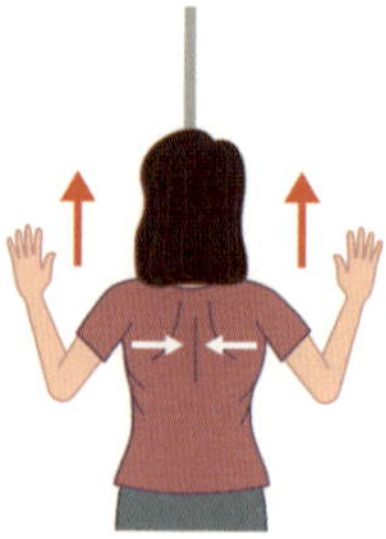

• **막대 위아래로 당기기**

몸 뒤에서 막대나 고무밴드를 양손으로 잡고 위와 아래로 당긴다.

양측 팔의 위치를 바꾸어 시행한다.

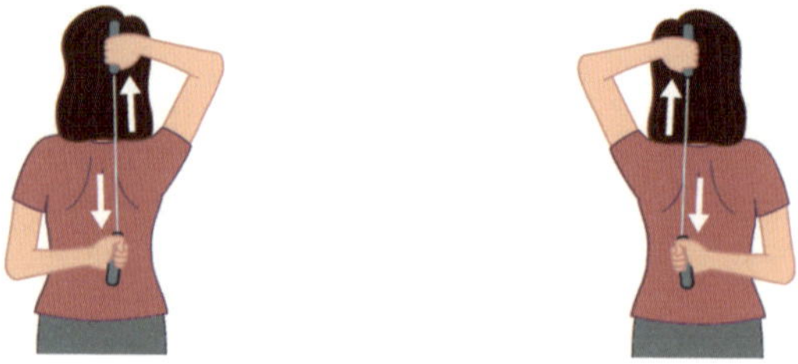

10

유방암 추적관찰과 건강한 생활습관

박지수 연세암병원 암예방센터 교수(종양내과)

유방암 환자가 치료를 무사히 마치고 나면, "정기적으로 추적관찰을 하겠습니다"라는 이야기를 들을 수 있다.

'추적관찰'이라는 말부터 생각해 보자. 이는 영어의 'follow-up'에 해당하는데, '추적(追跡)'이라는 낱말이 뜻하듯 '자취를 따라간다', '관찰(觀察)'이라는 말처럼 '잘 살펴본다'는 뜻이 된다. 즉, '(재발할지 모르는) 유방암의 자취를 따라가며 잘 살펴본다'는 의미로, 유방암의 재발 가능성을 고려하여 따라가는 것이 일반적인 방법이다.

유방암 치료 후 추적관찰, 얼마나 자주, 언제까지 할까?

일반적인 암은 95% 이상이 5년 이내에 재발하는 것으로 알려져 있다. 보통 5년 이후에 재발하는 것을 '만기 재발(late recurrence)'이라고 하는데, 유방암 역시 전체 재발 중에서는 5년 이내의 재발 확률이 높다. 하지만 다른 암에 비해서는 비교적 '만기 재발'의 가능성이 있는 편이다.

2016년에 외국의 연구자들이 임상 연구에 참여했던 4,000명 이상의 유방암 환자의 24년간 유방암 재발 가능성을 정리하여 발표한 적이 있었다. 그 결과 최초 5년간의 연간 재발 위험도가 10.4%로 높았으나, 5~10년 사이 2.2%, 10~15년 사이 1.5%, 15~20년 사이 0.7%로, 5년 이후에도 만기 재발의 가능성이 있었다.

재발을 조기에 발견하여 치료하고 암 치료에 따른 후유증을 관리하기 위해서는 어떻게 해야 할까?

보통 5년 이내에는 6개월~1년에 한 번 병원에 방문하여 주치의의 진찰과 함께 몇 가지 정기 검사를 한다. 5년 이후는 정확하게 정해진 바는 없으나, 유방암 고위험군에 대한 기본 검사(유방 촬영, 유방 초음파 검사)는 1년에 한 번 유지할 수 있고, 침습성 유방암일 경우 재발 가능성이 있는 부위의 검사는 주치의와 상의하여 진행할 수 있다.

많은 환자가 "언제까지 병원에 와야 하나요?"라고 질문하는데, 그것 역시 정확하게 정해진 바는 없다.

"국가 검진하는 2년에 한 번 유방촬영술만 하면 안 되나요?" 하는 질문도 많이 받지만, 암을 진단받기 전의 검진과 치료 후의 추적관찰에 같은 기준을 사용하기는 어렵다. 특히 유방암의 경우 조기 발견에 따른 이득이 크며, 같은 쪽 유방암 및 국소 재발뿐 아니라 반대편 유방암의 발생 가능성(보통 10년에 4~5%)을 고려한다면 1년에 한 번 유방촬영술과 초음파 검사는 이후에도 유지할 것을 권고할 수 있다.

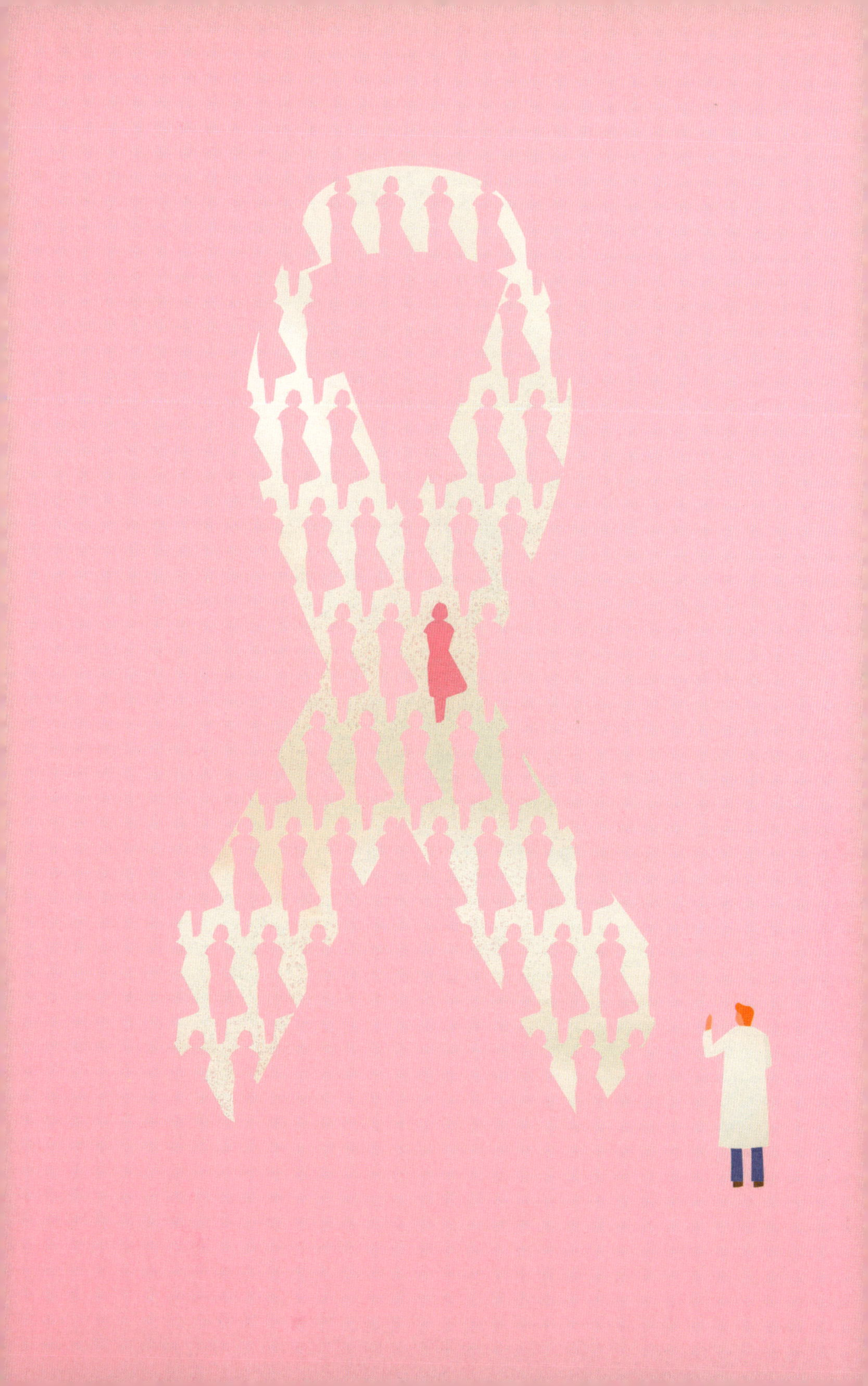

이러한 검사는 기본적으로 환자의 상태를 확인하고, 만에 하나 재발하더라도 조기에 치료하여 건강하게 지낼 수 있도록 하는 것이 목적이므로, 검사에 따른 부담감을 내려놓고 정기적으로 병원에 방문할 수 있도록 한다.

유방암 치료 후 추적관찰, 어떻게 할까?

유방암의 재발 부위는 수술 부위 부근(국소-유방, 흉벽, 림프절), 비교적 먼 장기(원격-간, 폐, 뼈, 뇌)로 나뉘는데, 병원에서 정기적으로 진행하는 검사는 이런 부위들을 고려한 것이다. 예를 들어, 유방 촬영과 초음파 또는 MRI 검사는 유방의 국소 재발과 이차성 유방암을, 복부 초음파나 CT 검사는 간 재발을, 흉부 엑스선 검사나 CT 검사는 폐 전이를, 뼈 스캔은 뼈 전이를, 뇌 MRI 검사는 뇌 전이를 발견하기 위한 것이다. 또한 혈액 검사에서 종양표지자와 전신 상태를 확인하기도 한다. 최초 유방암의 특성이나 이전 검사의 결과에 따라 검사 항목이나 간격은 달라질 수 있다.

시간이 지날수록 재발 가능성이 줄어드는 만큼 일반적으로 5~10년 이후에는 검사가 줄어든다. 그런데 검사와 검사 사이, 또는 5~10년 이후라도 유방암은 재발하거나 새로 발생할 수 있으므로 자가 검진을 정기적으로 하고, 의심 증상이 있을 때는 의사의 진찰을 받을 것을 권고한다.

암의 재발은 증상만으로는 짐작하기가 쉽지 않으나, 재발과 관련하여 알려진 증상은 다음과 같다.

국소 재발 관련 증상

- 유방, 흉벽, 림프절에 만져지는 무통의 결절, 피부 변화, 유두의 혈성 분비물 등

원격 재발 관련 증상

- 폐: 기침, 숨찬 증상 등
- 뼈: 지속되거나 악화되는 통증(흉부, 등, 둔부 등)
- 간: 식욕 감퇴, 이유 없는 체중 감소, 복부 팽만감 및 통증, 구토, 황달 등
- 뇌: 두통, 구역질, 경련 등

이와 같은 증상 역시 다른 원인으로 발생하였을 가능성도 있으나 증상이 지속, 악화될 경우에는 정밀 검사가 필요할 수 있다. 수술 부위의 막연한 통증, 따끔거리는 느낌, 당기는 느낌 등은 일반적으로 암 재발과는 관련이 적은 편이다.

• 유방 자가 검진 3단계

1단계: 거울을 보면서 눈으로 관찰

1. 양팔을 편하게 내려놓은 후 양쪽 유방을 관찰한다.
2. 양팔을 천천히 머리 양옆으로 올리고 팔에 힘을 주고 가슴을 앞으로 내

밀어 본다.

3. 양손을 허리에 짚고 어깨와 팔꿈치를 앞으로 내밀면서 가슴 조직에 힘을 주고 앞으로 숙여 본다.

4. 유방의 모양, 크기, 색깔, 유두의 위치, 피부의 함몰, 피부주름 등이 새로 변하였는지, 또는 양쪽이 대칭인지 확인하며 평소의 자신의 가슴 모양이나 윤곽이 다르게 변하였는지 관찰한다.

2단계: 서거나 앉아서 촉진

로션을 바르거나 샤워 중 비누칠을 이용하여 부드럽게 검진한다.

1. 검진하는 가슴 쪽 팔을 머리 위로 올리고 반대편 2, 3, 4번째 손가락 첫 마디 바닥 면을 이용하여 검진한다. 쇄골의 위, 아래 부위와 겨드랑이 밑에서부터 검진을 시작한다.

2. 동전 크기만큼씩 약간 힘주어 문질러 가면서 시계방향으로 또는 위아래로 검진한다.

3. 유두 주변까지 검진한 후 유두의 위아래와 양옆에서 안쪽으로 짜 보아서 비정상적인 분비물이 있는지 확인한다.

3단계: 누워서 촉진

2단계를 보완하고 자세를 바꿈으로써 문제 조직을 발견할 수 있다.

1. 편한 자세로 누워서, 검사하는 쪽 어깨에 수건을 접어서 받친 후 팔은 머리 위로 올리고 반대편 손으로 위에 나온 2단계의 방법과 같이 자가 검진을 시행한다.

2. 2단계 후에 반드시 3단계를 실시해야 한다.

3. 비정상적인 멍울이나 덩어리, 비정상적인 분비물, 평소와 다른 유방 크기의 변화 및 피부의 변화를 유방 전체, 겨드랑이 부위에 걸쳐 골고루 확인한다.

4. 유방 자가 검진 시기

생리가 끝난 직후부터 3~5일 사이에 매달 정기적으로 실시하며 생리가 없거나 확인하기 어려운 경우(임신, 폐경, 양성 자궁근종 등으로 난소를 보존하고 지 궁절제술을 받은 경우 등)는 매달 규칙적인 날짜에 실시하는 것이 좋다. 생리주기에 따른 호르몬의 변화로 유방 조직이 다르게 만져질 수 있으며 민감도도 다를 수 있다.

5. 유방 자가 검진 시 유의사항

- 자가 검진의 효과를 높이기 위해 매달 정기적으로 실시하여 습관화한다.
- 평상시 자신의 유방의 모양이나 윤곽에 관심을 기울인다(본래 모습 기억).
- 2, 3, 4번째 손가락의 바닥 면을 이용, 검진한다(손가락 끝은 검진 효과 반감).
- 동전 크기의 원을 그리며 빠진 부분이 없도록 유방 전체를 검진한다.
- 유방의 측면과 겨드랑이 부위까지 만져 본다(반대편 팔을 이용).
- 처음 검진하는 경우 한 달 동안 매일 검진하여 자신의 유방 특성을 파악한다.

실제 진료실에서도 10년 이후 재발 환자를 드물지 않게 발견하게 된다. 암 치료 후 일상생활을 늘 불안하게 보낼 필요는 없지만 매달

자가 검진, 보통 일 년에 한 번 병원의 정기 검사를 잊지 말아야 한다. 특히, 지속되거나 점차 악화되는 증상이 있을 때는 꼭 병원에서 의사의 진찰과 상담을 받아 보는 것이 좋다.

유방암 치료 후 암 검진은?

병원에 정기적으로 다니면서 많은 검사를 하다 보니 다른 암 검진을 놓치는 경우가 있는데, 이차 암 검진(유방암 외 다른 암에 대한 검진) 역시 잊지 말고 꼭 받아야 한다. 유방암의 치료 성적이 좋아져 유방암은 잘 치료된 상태로 재발 없이 장기 생존하는 분들이 늘고 있다. 그러므로 국가 암 검진 권고안에 따라 유방암 외의 이차 암을 조기에 발견하고 치료할 수 있도록 한다.

암 종류	검진 대상	기본 검사	검진 주기
위암	만 40세 이상의 남녀	위장조영 검사 또는 위내시경 검사	2년
간암	만 40세 이상의 남녀 중 간암 발생 고위험군(간경변증, B형 간염 항원 양성, C형 간염 항체 양성, B형 또는 C형 간염 바이러스에 의한 만성 간질환 환자)	간 초음파 검사, 혈청 알파태아단백 검사	6개월
대장암	만 50세 이상의 남녀	분변잠혈 검사	1년
자궁경부암	만 20세 이상의 여성	자궁경부세포 검사	2년
폐암	만 54~74세의 남녀 고위험군(30년 이상 흡연력)	저선량 흉부 CT	2년

일반 인구에서 유방암과 갑상선암, 난소암 등 다른 암 발생과의 연관성은 아직 명확하지 않으나, 해당 암의 가족력이 있는 경우 검진을 고려할 수 있다. 유전성 유방암 증후군이 동반된 환자라면 자신의 유전자 변이 특성에 따른 이차 암 검진에 더욱 유의할 필요가 있으며, 이러한 부분을 주치의와 상의하도록 권한다.

유전성 유방암 증후군 관련 유전자와 해당 유전자 돌연변이 보인자에서 유방암 외 관련 암

- BRCA1/2*: 난소암, 췌장암, 전립선암 등
- PALB2: 난소암, 췌장암 등
- PTEN: 대장암, 자궁내막암, 신장암, 갑상선암 등
- RAD51C/D: 난소암 등
- STK11: 대장암, 위암, 소장암, 췌장암, 자궁-난소암, 폐암 등
- TP53: 육종, 뇌종양, 대장암 등

유방암 치료 후 생활습관은?

앞서 언급한 유방암의 여러 치료 방법(수술, 항암약물 요법, 항호르몬 요법, 표적치료, 항암 방사선 치료 등)은 모두 재발을 줄이기 위하여 개선, 향상되어 왔다. 물론 환자 개인의 생활습관을 잘 유지하는 것도 재발을 줄이는 데 도움을 줄 것이다.

유방암의 발병 원인은 유전적 요인과 여러 환경적 요인이 상호작

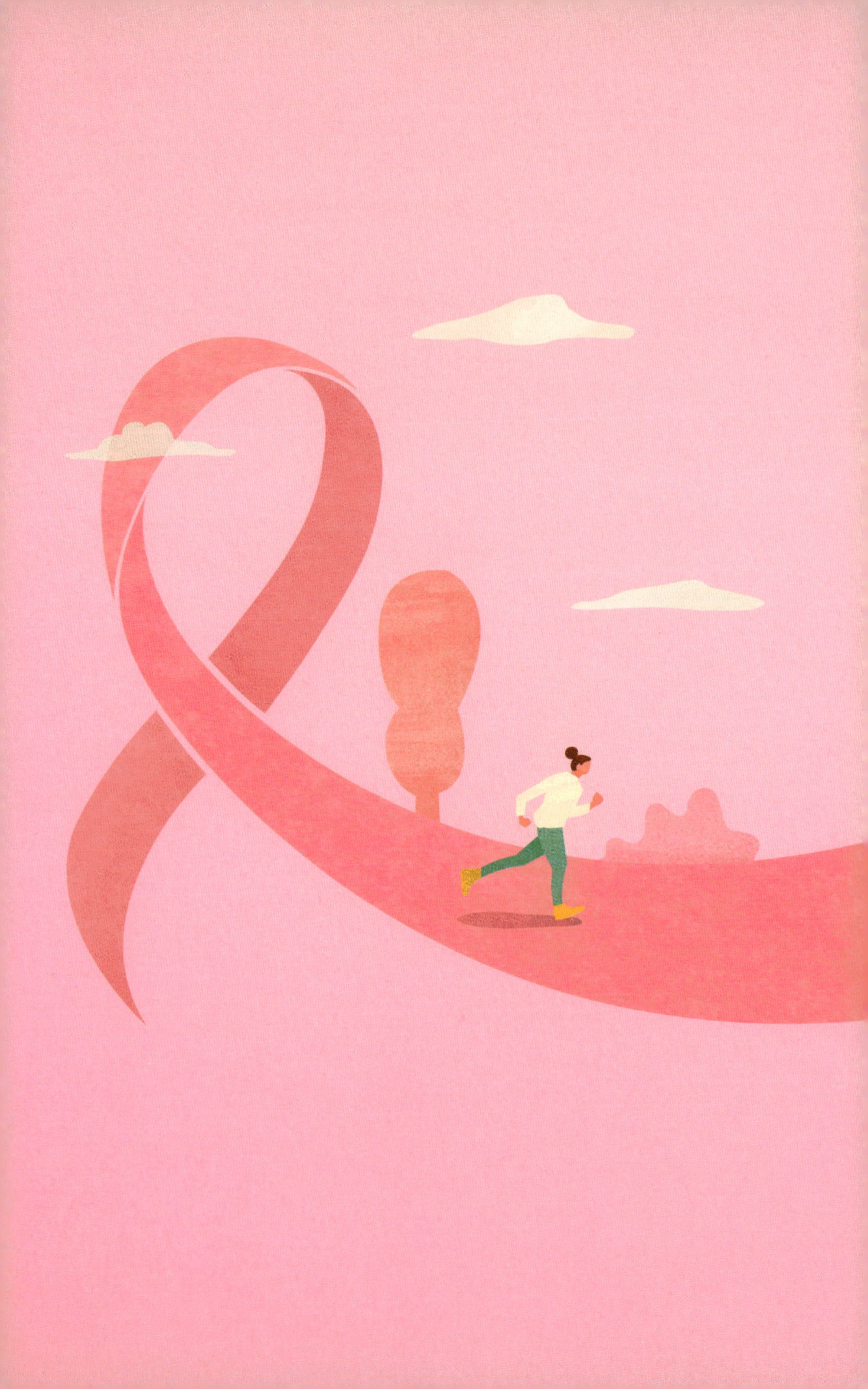

용하여 발생한다고 알려져 있다. 이 중에는 성별(여성), 암 가족력, 초경과 폐경의 연령 등 개인의 노력으로 바꾸기 어려운 것이 있는가 하면, 비만, 음주, 약물 등 개인이 노력을 통해 바꿀 수 있는 것도 있으며, 이러한 위험 요인들을 관리하는 것은 유방암의 발병을 어느 정도 예방하고, 재발을 막는 데에도 도움이 될 것이다.

• 비만

과체중 및 체지방률 증가, 불필요한 지방은 유방암의 위험도와 관련이 있다는 보고가 있다. 특히 폐경 후 여성은 지방 조직에서 여성 호르몬의 합성이 일어나 유방에 자극을 주므로, 불필요한 지방 조직이 많다면 유방암 위험성이 높아질 수 있다. 지방이나 탄수화물이 많은 음식, 칼로리가 과다한 식사를 피하고 적절한 체중을 유지할 필요가 있다.

• 운동

운동과 같은 신체적 활동이 유방암, 특히 폐경 후 유방암 발생을 억제한다는 보고가 있다. 하루에 20~30분 이상, 1주일에 총 3~4시간 정도 운동을 하되, 가능하면 유산소 운동과 근력 운동을 함께 하는 것이 바람직하다.

• 음주

주종에 상관없이 하루 알코올 10g(주종별 표준 잔으로 1잔)을 섭취하면 폐경 여부와 관계없이 7~10% 정도 유방암 발생을 증가시킬 수 있다. 매일 2~5잔의 술을 마시는 여성은 술을 마시지 않는 여성보다 유방암 발병 가능성이 10배 정도 높다는 보고가 있다. 일반적으로 1주일에 2잔 이상 음주하지 않도록 한다.

• 여성 호르몬 대체요법

많은 연구에서 여성 호르몬 대체요법과 유방암의 발생 위험도의 관계에 대해, 여성 호르몬 대체요법의 종류, 대체요법을 받는 기간, 대체요법 중단 후 시기 등에 따라 다른 보고를 하고 있다. 하지만 유방암 치료 후 여성 호르몬 대체요법은 아직 유방암 재발 또는 발생에 미치는 영향을 완전히 배제하기 어렵다. 폐경 증상이 발생하여 치료를 원할 경우, 전문의와 상의하여 우선 여성 호르몬 대체요법 외의 방법을 고려한다.

• 기타

환경공해나 오염, 과다한 방사선 노출, 흡연 등이 유방암과 다소 관련이 있다는 연구들이 있지만, 아직 명확한 근거는 없다.

* BRCA 유전자 돌연변이

전체 유방암의 5% 정도를 차지하는 유전성 유방암은 특정한 배선 유전자 돌연변이(부모로부터 자녀에게 전달되는 생식세포 돌연변이)에 의해 발생한다. '안젤리나 졸리 유전자'로 알려진 BRCA1 또는 BRCA2 유전자 변이가 가장 흔한데, BRCA1과 BRCA2는 원래 암이 생기지 않도록 막아 주는 유전자로 모든 사람이 한 쌍씩 가지고 있다. 이 유전자의 한쪽에 배선 유전자 돌연변이가 발생한다면 유방암의 발생 위험도가 10배 이상 높아진다.
아래의 조건 중 한 가지를 만족할 경우, BRCA1이나 BRCA2 유전자의 돌연변이가 있을 가능성이 10% 이상이므로 우리나라에서는 BRCA1/2 배선 유전자 돌연변이 검사를 국민건강보험의 급여 수가(산정특례 적용 기간에는 적용 가능)로 받을 수 있다.

가. 유방암이 진단되고 환자의 가족 및 친척(3차 관계 이내)에서 1명 이상 유방암, 난소암, 남성 유방암, 전이성 전립선암, 췌장암이 있는 경우

나. 만 40세 이하에 진단된 유방암

다. 만 60세 이하에 진단된 삼중 음성 유방암

라. 양측성 유방암

마. 유방암과 함께 난소암 또는 췌장암이 발생한 경우

바. 남성 유방암

사. 난소암

BRCA1이나 BRCA2 유전자 돌연변이가 있다면 반대편 유방암의 위험도를 낮추기 위해 예방적 유방절제술, 예방적 약물 요법, 유방촬영술과 MRI를 이용한 유방암 정밀 검진을 고려할 수 있다. 또한 난소암의 위험도를 낮추기 위한 난소-난관 예방절제술을 고려할 수 있다. 돌연변이 보인자의 가족이라면, 가족 혈액 검사를 통해 보인자 유무(배선 유전자 돌연변이를 가지고 있는지)를 암 진단 전에 확인하고 암을 예방하는 방법을 찾을 수 있다.

11

제대로 알고 먹는 유방암의 식생활 가이드

조윤수 세브란스병원 영양팀 영양사

일반적으로 환자의 영양 상태가 좋지 않으면 치료에 나쁜 영향을 준다. 그런데 수술, 약물 치료, 방사선 치료 등으로 인한 부작용 때문에 음식 섭취량이 줄고 영양 상태가 저하되곤 한다. 반면, 치료 중 체중이 증가하는 경우도 있는데, 이는 치료 예후를 악화시키는 것으로 알려져 있으므로 건강한 체중을 유지하는 것이 중요하다.

유방암 치료 중의 영양 문제 극복하기

유방암 환자가 치료 중에 영양적인 고려가 필요한 문제로는 피로감, 림프부종, 각종 갱년기 증상, 골밀도 감소, 오심과 구토, 구내염, 미각 변화 등이 있다.

약물 치료로 인한 오심과 구토

항암 치료 후 24시간 이내에 유방암 환자의 약 37%가 오심을, 약 13%가 구토를 경험한다는 보고가 있다. 오심 증상은 음식 섭취에 영향을 주어 필수영양소 부족이 나타나며 치료의 순응도와 면역력 저하, 정신적 고통까지 일으킨다.

냄새는 보통 오심과 구토를 악화시키므로 요리할 때 문을 열어 두거나 전자레인지를 사용하면 증상이 줄어들 수 있다. 친구나 가족이 방문할 때는 향수를 쓰지 않도록 미리 부탁할 필요도 있다.

오심과 구토 증상을 최소화하기 위해 처방받은 항구토제를 약물 치료 전후에 복용하고, 치료 후 며칠 동안은 기름진 음식을 줄인다. 음료는 천천히 조금씩 섭취하는 것이 좋다. 간혹 빨대가 도움이 될 수도 있다. 섭취량이 부족하다면, 에너지와 수분을 공급하기 위해 전해질이 보충된 이온 음료나 과일주스가 도움이 될 수 있다.

구내염

구내염은 입안 점막 상피세포에 생기는 염증이다. 일반적으로 항암 치료가 시작된 후 5~7일에 발생한다. 혀, 입술, 잇몸의 색이 변하고 갈라지며 궤양, 수포가 발생하여 씹거나 삼킬 때 화끈거린다. 구내염은 음식 섭취를 방해하므로 빠른 체중 감소와 탈수를 일으킨다. 감염 예방을 위해서는 청결한 구강 위생이 중요하다.

점막이 이미 약해져 있으므로 뜨거운 음식은 피하고 탈수 예방

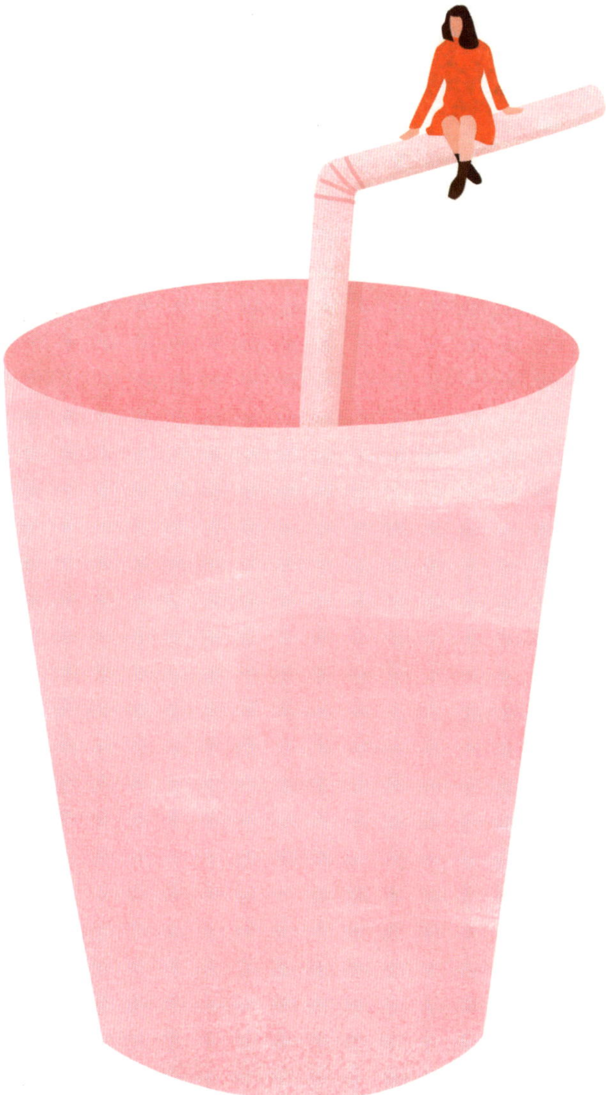

을 위해 수분 섭취가 필요하다. 부드럽고 섬유소가 적으며 산성을 띠지 않는 음식이 권장된다.

미각 변화

미각 변화는 항암 치료의 흔한 부작용 중 하나로 이로 인해 섭취 불량과 체중 감소, 정신적인 스트레스도 발생한다. 탁산 계열(파클리탁셀 또는 도세탁셀)이나 안트라사이클린 계열(독소루비신)의 항암 치료를 받은 유방암 환자는 감칠맛, 짠맛, 신맛에 대한 민감도가 감소한다. 단맛과 초콜릿, 커피에 대한 선호도가 감소한다는 보고도 있다. 약물을 투여한 지 4~6일 뒤 시작되어 점차 호전되고 치료 종료 후 3개월 이내에 해소된다.

골밀도 감소

항호르몬 치료 중에는 에스트로겐의 결핍으로 골밀도가 감소하므로 뼈 건강을 위해 체중이 실리는 운동과 함께 칼슘, 비타민D 보충이 권장된다. 미국 국립종합암네트워크(NCCN) 가이드라인은 하루에 칼슘 1,200mg 섭취를 권장한다.

기본적으로 적절한 칼슘 섭취는 골다공증 예방에 중요하다. 2019년 국민건강영양조사 결과에 의하면 한국인 성인의 평균 칼슘 섭취량은 502.9mg인데, 이는 건강한 여성의 1일 권장섭취량의 약 66%에 해당하는 양이다. 한국인은 칼슘의 상당 부분을 흡수 이용률이 낮은 식물성 식품으로 섭취하고 있으므로, 전체 칼슘 섭취량을 늘리는 동시에 흡수율이 높은 급원 식품을 통해 칼슘을 섭취할 필요가 있다.

한국 성인 여성의 칼슘 권장섭취량

성별	연령	칼슘(mg/일)	
		권장섭취량	상한섭취량
여자	19~29세	700	2,500
	30~49세	700	2,500
	50~64세	800	2,000
	65~74세	800	2,000
	75세 이상	800	2,000

출처: 2020 한국인 영양소 섭취기준

• 칼슘 급원 식품

칼슘은 우유나 유제품을 섭취하지 않고 권장량을 충족하기 어렵다. 건강한 성인의 경우 유제품의 칼슘 흡수율은 25~30%이다. 진한 녹색 잎채소(케일, 겨자, 시금치)는 중정도 또는 다량의 칼슘이 함유되어 있지만, 칼슘 흡수를 저해하는 수산염(oxalate)과 식이섬유 함량이 높아서 칼슘 흡수율이 낮다. 곡류의 칼슘 함량은 도정 정도에 따라 달라진다. 통밀가루는 도정된 밀가루보다 칼슘 함량이 높으나 식이섬유와 피틴산 함량이 높아 칼슘 이용을 방해한다. 두부, 뼈째 먹는 생선도 칼슘의 좋은 급원이다. 그 외 칼슘이 강화된 오렌지주스, 빵, 탄산

칼슘 함량이 높은 식품(유제품)

식품군	식품명	1회 섭취량(g)	Ca 함유량(mg)
우유군	우유	200	226
	요거트(플레인)	100	155.1
	아이스크림(유지방 12%)	80	104
	저지방 우유	200	232
	치즈(체다)	30	187.8

칼슘 함량이 높은 식품(비유제품)

식품군	식품명	1회 섭취량(g)	Ca 함유량(mg)
어육류군	미꾸라지	50	368
	뱅어포	15	147.3
	멸치(건조된 작은 멸치)	15	93
	굴	70	58.8
	두부	80	51.2
채소군	갓	70	135.1
	고춧잎	70	258.3
	냉이	70	135.1
	무청	70	238.7
	미역	70	107.1
	비름	70	93.1
	아욱	70	186.9
	참취(생)	70	93.8
	케일	70	229.6
	깻잎	40	118.4
지방군	참깨(검은색)	8	91.7
과일군	귤	120	156

음료, 시리얼, 밀가루 등이 있는데, 이들 식품의 칼슘 이용률에 대해서는 확실히 보고되지 않은 상태이다.

우유 섭취 시 복부 팽만이나 설사를 하는 등의 소화기 증상이 나타나는 사람은 우유나 유제품을 소량씩 섭취하거나 식사와 함께 섭취하면 증상이 줄어들 수 있다. 유당이 제거되거나 유당분해효소가 첨가된 식품을 섭취할 수도 있다.

식품을 통한 칼슘 섭취가 바람직하지만 부족할 때는 칼슘 보충제의 복용이 권장된다. 칼슘 보충제는 탄산 칼슘과 구연산 칼슘 등이 있으며 탄산 칼슘은 흡수율을 높이기 위해 식후에 복용한다.

• **비타민D**

비타민D의 공급은 햇빛에 노출되는 정도와 식사를 통한 비타민D의 섭취량에 의해 결정된다. 피부에서 합성되는 비타민D는 피부색, 자외선 차단제 이용 여부, 나이 등의 영향을 받는다. 대표적인 급원 식품으로 달걀노른자, 연어, 고등어, 참치, 정어리, 일부 버섯류가 있다.

치료 중 체중 증가

유방암 환자는 체중 증가를 경험하는 경우가 많은데, 이는 치료로 인한 피로감과 난소 기능의 부전, 폐경과 같은 호르몬의 변화, 활동량 감소로 인해 발생한다. 특히 CMF(시클로포스파미드, 메소트렉세이트, 5-플루오로우라실) 항암제는 체중 증가의 위험 요인이 되고, 평균 2~4kg이

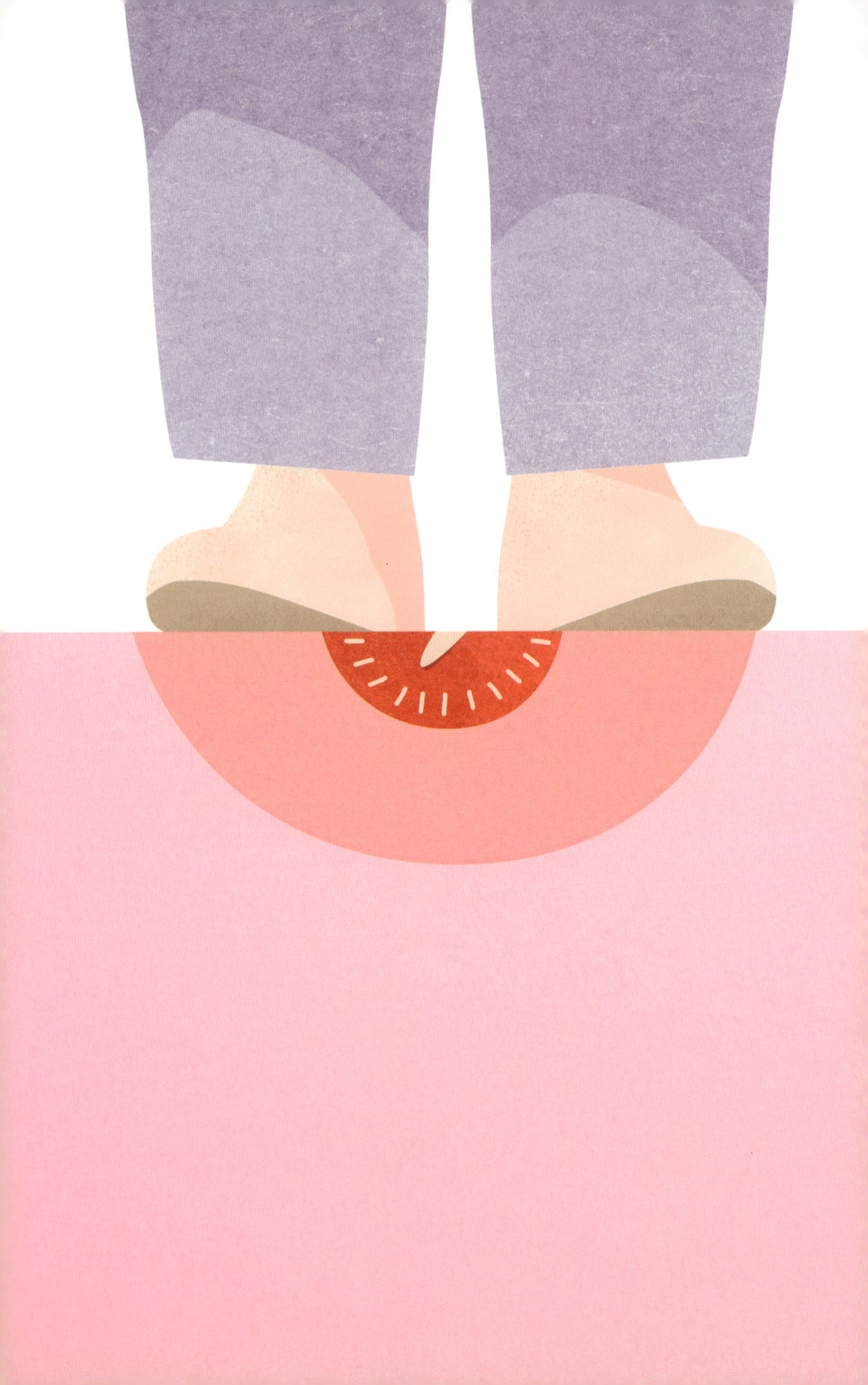

증가한다. 그러나 타목시펜(tamoxifen, 상품명: 놀바덱스)은 의미 있는 체중 증가가 관찰되지 않는다.

6kg 이상 체중이 심하게 증가하면 암 재발과 근 감소성 비만의 위험이 있다. 따라서 다른 암과 달리 유방암은 수술 후 상처 회복의 지연과 같은 특수 상황이 아니라면 의료진의 관찰하에서 체중 감량을 계획할 수 있는데, 이때 1주일에 약 0.5~1.0kg 범위의 감량이 권장된다.

한편 유방암 환자의 약 15%는 치료 중 의미 있는 체중 감소가 나타나기도 하는데, 특히 진단 당시 마른 체형이라면 10% 이상의 감소가 나타나지 않도록 주의가 필요하다.

치료 중 올바른 식사 방법

- 적절한 체중 관리와 영양 공급을 위해 식사는 하루 3끼를 규칙적으로 섭취한다.
- 식이섬유 섭취를 위해 잡곡밥이 좋으나, 소화가 안 된다면 쌀밥도 가능하다.
- 단백질 반찬은 매끼 1~2종류씩 섭취한다.
  혈소판, 백혈구 등을 구성하는 주요 성분은 단백질이므로, 치료 중 근육 소모와 체력 저하를 막기 위해 충분한 단백질 섭취가 매우 중요하다.
- 채소 반찬은 가급적 다양하게 매끼 2종류 이상 충분히 섭취한다.
- 과일은 매일 1~2회 섭취한다.
- 우유나 유제품을 하루 1회 섭취하되 칼슘 섭취량 증가를 위해 칼슘이 강

화된 두유 등으로 대체할 수 있다.

- 지방은 조리할 때 사용하는 식용유, 올리브유, 참기름 등의 식물성 기름으로 섭취한다.
- 식욕 저하, 오심, 구토 등으로 식사량이 적은 경우, 에너지를 보충하기 위해 간식을 섭취한다.

(영양 상태와 체중을 기준으로 한 개인별 하루 섭취 권장량은 임상영양사와 상담이 필요)

유방암 치료 후 건강한 식습관 만들기

영양은 암의 예방에서 중요한 요소 중 하나이다. 치료가 종료된 후 암의 재발 없이 건강하게 지내기 위해서는 적절한 에너지와 단백질, 비타민과 무기질이 풍부한 균형 잡힌 식사를 하고 정상 체중을 유지하는 노력이 필요하다.

체중과 유방암 위험

비만은 유방암 재발의 위험을 증가시킨다. 폐경 후 BMI 35kg/m² 이상의 고도비만인 여성은 BMI 25kg/m² 이하인 여성보다 유방암 발생의 위험이 증가했다. 치료의 결과도 좋지 않았는데, 주목할 점은 BMI 20kg/m² 이하의 저체중인 경우에도 유방암의 재발 위험이 증가했다는 것이다. 따라서 치료 종료 후에도 건강한 체중을 유지하기 위해 노력해야 한다. 건강한 체중은 건강한 생활습관에서 비롯되므로

나의 BMI 확인하기

$$\text{BMI}(kg/m^2)\ \text{구하기} = \frac{\text{체중}(kg)}{[\text{키}(m) \times \text{키}(m)]}$$

예) 키 160cm, 체중 65kg인 여성의 BMI는? $\frac{65}{1.6\times1.6} = 25.4$

BMI 25.4는 25.0~29.9에 해당하므로 '비만'으로 판정

<18.5	18.5~22.9	23.0~24.9	25.0~29.9	>30
저체중	정상	과체중	비만	고도비만

(아시아태평양 비만 진단 기준)

규칙적인 운동, 활동량과 균형을 이루는 적절한 에너지와 균형 잡힌 영양소 섭취가 중요하다.

저지방식

고지방식은 유방암 발생과 연관된다. 폐경 후 여성이 고열량이나 포화지방산의 섭취가 많으면 유방암 발생의 위험이 증가한다. 폐경 후 여성은 지방 조직에서 에스트로겐을 생성하는데, 비만한 폐경 후 호르몬 수용체 양성 유방암 환자가 체중을 줄이고 저지방(총 에너지의 약 20%) 식습관으로 바꾼다면 재발 방지에 큰 도움이 될 수 있다.

2013년부터 2017년도까지의 국민건강영양조사 자료에 의하면 우리나라는 지방의 에너지 섭취 비율이 평균 19~25%로 매년 꾸준히 증가하는 추세이다.

지방은 동물성 및 식물성 식품에서 다양한 섭취가 가능하다. 우리나라 사람들의 1회 섭취량을 기준으로 지방 함량이 높은 식품은 햄버거, 피자 등의 패스트푸드, 케이크, 라면, 오리고기, 장어, 쇠고기 순으로 조사되었다.

포화지방산은 주로 동물성 식품에 다량 존재하나 코코넛유나 팜유 등은 식물성 식품임에도 포화지방산의 함량이 높다.

채소, 과일 그리고 식이섬유

식물성 식품을 통한 충분한 식이섬유 섭취는 호르몬 수용체 음성 유방암 발생을 감소시킨다는 보고가 있다. 식이섬유는 하루 25g 이상 섭취했을 때 유방암 발생의 위험이 감소했다. 채소와 과일 색소에 풍부한 파이토케미컬 성분은 비타민, 무기질과 같은 필수영양소는 아니지만 우리 몸에서 항산화, 항염증, 항암과 같은 주요 생리 활동에 관여한다. 충분한 채소와 과일, 식이섬유 섭취는 유방암 발병 위험을

파이토케미컬의 종류

파이토케미컬(phytochemical)	식품의 예
라이코펜(lycopen, 붉은색)	토마토, 고추, 딸기, 사과, 석류 등
카로티노이드(carotinoid, 노란색)	당근, 호박, 고구마, 귤 등
안토시아닌(anthocyanin, 보라색)	포도, 자두, 블루베리, 가지 등
클로로필(chlorophyll, 초록색)	케일, 브로콜리, 셀러리, 시금치 등
안토크산틴(anthoxanthine, 흰색)	마늘, 양파, 양배추, 무 등

낮추는 장점이 있다. 하지만 채식주의자와 그렇지 않은 사람을 비교할 때 유방암 진단에는 차이가 없었다.

콩

콩에 많은 이소플라본(isoflavon)은 구조적으로 에스트로겐과 유사하다. 항산화와 항염증 작용뿐 아니라 에스트로겐 수용체와 경쟁적인 결합을 한다. 이소플라본이 유방 세포에서 에스트로겐 수용체를 활성화하여 유방암 세포를 증가시킨다는 우려가 있으나 실제로 다량의 콩을 섭취하는 아시아 여성이 상대적으로 유방암 발생이 적다. 대규모 연구에서 유방암 진단 후 타목시펜 치료 여부와 상관없이 콩 섭취가 많은 여성이 그렇지 않은 여성보다 재발의 위험이 감소했고, 콩과 이소플라본은 안전한 식품이라고 보고되고 있다.

붉은 육류

붉은 육류 섭취가 암 위험을 증가시키는 원리는 육류 안에 포함된 헴철(heme iron) 함량, 요리 중 발생하는 발암 물질의 존재, 그리고 지방 함량에 따른 것이다. 쇠고기, 돼지고기, 양고기 등의 붉은색 육류는 대부분 지방의 함량이 높고, 육류를 직접 불에 굽거나 훈제하는 과정에서 식품 속 지방이 불완전 연소하여 유해 물질(벤조피렌)이 발생한다. 유방암의 위험은 폐경 전에는 총 육류 섭취량과 연관되고, 폐경 후에는 가공육과 붉은 육류의 섭취와 연관된다는 결과도 있다.

되도록 붉은 육류 섭취를 줄이고 생선, 두부, 달걀 등을 통해 단백질을 섭취한다.

유제품

일반적으로 유제품은 칼슘 공급의 주요 급원 식품이다. 우려와 달리 여러 연구에서 식이 칼슘 섭취와 유방암 발생 위험 사이에 역의

치료 후 재발 방지를 위한 식사 방법

분류	내용
체중	• 건강한 체중 유지(BMI 18.5~22.9kg/m²)
곡류군	• 도정하지 않은 현미나 잡곡 위주의 밥, 빵, 국수 등으로 섭취
어육류군	• 붉은 육류는 하루 1종류(약 40g) 내외 • 주요 급원 식품으로 생선, 콩/두부, 달걀을 권장
채소군	• 제철 식품으로 다양하게 섭취 • 주스 형태 대신 생채소로 섭취 • 하루 2~3종류 이상
과일군	• 주스 형태 대신 생과일로 섭취 • 하루 1~2회
우유 및 유제품군	• 저지방 유제품으로 하루 1~2회 • 칼슘 섭취가 부족할 때는 보충제 고려
지방군	• 총 에너지의 약 20%(특히 폐경 후)의 저지방 섭취 • 포화지방산 제한 -가금류는 껍질 제한 -버터, 치즈, 아이스크림, 스낵류 등 주의

(영양 상태와 체중을 기준으로 한 개인별 하루 섭취 권장량은 임상영양사와 상담이 필요)

관계를 보여 준다. 폐경 전 여성이 하루 300mg 이상의 칼슘 섭취 시 유방암 위험이 감소하거나 혹은 폐경 후 유제품 섭취량이 유방암 위험을 감소시킨다는 보고가 있다. 그러나 주목할 점은 초기 유방암 환자가 고지방 유제품을 매일 1개 이상 섭취했을 때 치료 결과가 좋지 않은 점을 고려할 때, 저지방 유제품을 고르는 것이 필요하다.